Samaneh Sardashty

Um novo olhar sobre a dismenorreia primária nas enfermeiras

Samaneh Sardashty

Um novo olhar sobre a dismenorreia primária nas enfermeiras

Ciências da Enfermagem

ScienciaScripts

Imprint

Any brand names and product names mentioned in this book are subject to trademark, brand or patent protection and are trademarks or registered trademarks of their respective holders. The use of brand names, product names, common names, trade names, product descriptions etc. even without a particular marking in this work is in no way to be construed to mean that such names may be regarded as unrestricted in respect of trademark and brand protection legislation and could thus be used by anyone.

Cover image: www.ingimage.com

This book is a translation from the original published under ISBN 978-620-2-05641-0.

Publisher:
Sciencia Scripts
is a trademark of
Dodo Books Indian Ocean Ltd. and OmniScriptum S.R.L publishing group

120 High Road, East Finchley, London, N2 9ED, United Kingdom
Str. Armeneasca 28/1, office 1, Chisinau MD-2012, Republic of Moldova, Europe
Printed at: see last page
ISBN: 978-620-7-96416-1

Índice:

Samaneh Sardashty

Um novo olhar sobre a dismenorreia primária

**Dedicado à minha
querida e santa
mãe**

Capítulo 1
Introdução

No Alcorão Sagrado foi dito: O "... و هوآذى قل المحيض عن يسئلونک و"; Profeta Se te perguntarem sobre a menstruação, diz-lhes que o período menstrual é doloroso para as mulheres e ... (Surah Baqarah, versículo 222).

A menstruação é um fenómeno natural e deve ser isenta de queixas incómodas. (Janan, 2005, p. 275). Apesar disso, é a queixa mais comum das pacientes ginecológicas de dismenorreia. (Hartensia, 2006, p. 305). A menstruação dolorosa é o fenómeno mais comum da dor cíclica. Diz-se dor periódica a dor que tem associação definitiva com o ciclo menstrual, e afecta cerca de 50% das mulheres em idade reprodutiva (Burke, 2008, p. 481).

Uma menstruação dolorosa tem normalmente um carácter de cãibras e concentra-se na parte inferior do abdómen. Nos Estados Unidos, foi registado que cerca de 60% das adolescentes que começam a menstruar têm algum grau de dismenorreia. E 14% delas faltam regularmente à escola (Spireff, 2009, p. 471 e 472). A dismenorreia é também a principal razão para o declínio da qualidade de vida das mulheres (Time, 2005, p. 7), sendo também a principal razão para recorrer a clínicas de mulheres, o que causa perda de tempo e problemas para raparigas e mulheres (Salehi Sormaghi, 2005, p. 15).

Demograficamente, as mulheres representam sempre metade da população e, nos últimos anos, as mulheres estão empregadas na maioria das actividades profissionais e sociais, incluindo a gestão, a medicina, a indústria e outras ocupações profissionais. (Wilson, 2007). Considerando a responsabilidade familiar e social das mulheres, é importante prestar atenção aos cuidados médicos e psiquiátricos. É necessário fazer os investimentos necessários para a promoção da sua saúde física e mental, e dar o devido valor à sua saúde. (Linton, 2007, p. 264).

A dor é a queixa mais comum numa variedade de doenças. Embora a natureza, a localização e a causa desta sejam diferentes em cada caso, no entanto a dor é a queixa inicial de cerca de metade dos doentes que procuram o médico (Forser, 2008, p. 308)

De um ponto de vista clínico, a dismenorreia divide-se em dois grupos: primária e secundária. A dismenorreia primária ocorre dentro de 1-2 anos após a menarca e, por vezes, é observada com ciclos de ovulação, enquanto a dismenorreia secundária ocorre anos após a menarca e, por vezes, é observada sem ovulação (Burke, 2007, p. 481).

Na dismenorreia primária, a dor menstrual é observada sem patologia pélvica, enquanto na dismenorreia secundária, há menstruação dolorosa associada a patologia subjacente. (Kysner, 2010, p. 213).

Gary 13 considera que a dismenorreia primária ocorre geralmente 6 a 12 meses após a menarca e é observada em ciclos menstruais regulares, e a dor começa geralmente 1 a 2 dias antes do período menstrual e pode continuar até aos primeiros 2 dias da menstruação (Ulman, 2009, p. 190).

A dor causada pela dismenorreia mencionada ocorre geralmente várias horas antes ou logo após a menstruação, podendo durar 48-72 horas e é semelhante à dor do parto. Podem ser observadas cãibras suprapúbicas e, por vezes, dores nas costas na região lombar inferior, dores de publicação na zona anterior da coxa, náuseas, vómitos,

diarreia e, raramente, ataques de síncope. Esta dor tem geralmente a maior gravidade no primeiro dia e diminui gradualmente a sua gravidade. (Burke, 2009, p. 483) Provas recentes sugerem que as prostaglandinas F2a e E2, libertadas no período menstrual a partir do endométrio, provocam contracções do músculo liso da
o útero, dores espasmódicas na parte inferior do abdómen e nas costas, que caracterizam a dismenorreia primária.

A teoria de que as prostaglandinas abortadas do endométrio causam a dismenorreia primária, considerando o facto de as concentrações endometriais de prostaglandinas F2a e E2 estarem relacionadas com a gravidade da dismenorreia, está aprovada (Spireff, 2005, p. 472). O diagnóstico da dismenorreia primária é efectuado através da análise da tendência menstrual. (Don, 2004, p. 520).

O diagnóstico da dismenorreia primária é efectuado através da biografia menstrual. (Don, 2004, p. 520).

A dismenorreia é um dos distúrbios mais comuns nas mulheres e, para o seu tratamento, são utilizados desde medicamentos sedativos a terapias de massagem. (Janabi, 1386, p. 110). O principal tratamento para a dismenorreia primária são os medicamentos anti-inflamatórios não esteróides, que, ao impedirem a síntese de prostaglandina, fazem com que as cólicas menstruais diminuam (Davod e Khan Davod, 2007, p. 35). Alguns investigadores também acreditam que a dismenorreia tem diferentes terapias e que existe um desacordo quanto ao tratamento mais eficaz (Nowroozi, 2009, p. 45).

Os anti-inflamatórios diretamente produzidos ou que inibem a atividade das prostaglandinas, como o ácido mefenâmico 16, o ibuprofeno 17, etc., são muito eficazes para reduzir a produção de prostaglandinas endometriais. Todos estes factores inibem a enzima ciclo-oxigenase (Kunford, 2008, p. 146). Os relatórios relacionados com a prevalência da dismenorreia primária variam em vários estudos, sendo a sua taxa de prevalência mais elevada de 90% e a mais baixa de 43%. Mais de 80% das mulheres têm dismenorreia, sendo que metade delas, em cada mês, tem alguns dias de ausência do trabalho e dos estudos, 10-20% ficam completamente sem trabalho. (Darrenel, 2010, p. 473). Num estudo realizado por Hill 19 em 2009 com 384 raparigas australianas com idades compreendidas entre os 15 e os 17 anos, a taxa de prevalência de dismenorreia foi de 80%. No estudo realizado por Pedron 20 em 2008, em 1066 raparigas estudantes de 12 e 24 anos do ensino secundário no México, a taxa de prevalência no grupo etário com menos de 15 anos foi de 52,1%, no grupo etário dos 15-19 anos foi de 63,6% e no grupo etário dos 20-24 anos foi de 53,3%. Num estudo realizado por Harlow 21 e Park na Universidade de Michigan, em 2011, em 165 raparigas com idades compreendidas entre os 17 e os 19 anos, a prevalência de dismenorreia foi de 71,6%. Chen 22et al. num inquérito realizado em 2010 com 388 mulheres recém-casadas em Shin Yang da China, relataram uma prevalência de dismenorreia de 57,5%. Coco 23 (2007) e Akin 24 (2009) registaram uma prevalência de dismenorreia de 90%.

Numa amostra aleatória de mulheres de 19 anos em Gotemburgo, na Suécia, 72% das mulheres apresentavam dismenorreia, 15% das dismenorreias limitavam a atividade diária e a sua gravidade não melhorava com medicamentos calmantes, 8% das doentes faltavam ao trabalho ou à escola durante qualquer ciclo menstrual e 83/2%

das doentes recorriam regularmente a tratamento médico. (Harkerder, 2007, p. 370). No Irão, num estudo realizado por Jahanian e Derakhshandeh em 2008, a prevalência de dismenorreia foi de 86,1%. Num estudo realizado por Kamjo na Universidade de Ciências Médicas de Bandar Abbas em 2000, a prevalência de dismenorreia primária foi de 77,22%. A dismenorreia é um grave problema de saúde pública e pessoal (Clark, 2008, p. 177) e é considerada como um fator de redução da qualidade e da eficiência das mulheres. E cerca de 140 milhões de horas de trabalho por ano nos Estados Unidos são desperdiçadas devido a ela. E, de acordo com estimativas feitas nos Estados Unidos, as perdas económicas resultantes são de mais de 2 mil milhões de dólares por ano. (Lipper, 2008, p. 123). De acordo com as estatísticas da Universidade dos Estados Unidos, em cada 10 mulheres, uma sofre de dismenorreia grave e incapacitante num ciclo, num período de 1 a 3 dias. (Kunford, 2006, p. 1).

Sendo a saúde dos vários estratos da sociedade uma das questões básicas de cada país, e sabendo-se que cerca de metade da população mundial é constituída por mulheres, e que a sua saúde garante a saúde das crianças, bem como a saúde das famílias, qualquer ação de saúde e tratamento nos períodos de fertilidade da mulher garante a sua saúde ao longo da vida e, consequentemente, a saúde da comunidade. (Sohrabi, 2006, p. 31). Além disso, a importância da saúde das mulheres e a redução das suas doenças podem ser úteis para o desenvolvimento das sociedades (Mirzai, 2009).

Um dos sintomas de saúde mais importantes de uma mulher na idade da fertilidade é o fenómeno da ovulação e da menstruação, pelo que é importante discutir e analisar os problemas associados à menstruação. Está provado que uma das queixas mais comuns das mulheres que recorrem aos ginecologistas é a menstruação dolorosa (Rayan, 2008, p. 213). Uma vez que está provado que a dismenorreia ocorre apenas nos períodos em que se dá a ovulação e consequentemente a produção de prostaglandinas (Geyton & Hall, 2011, p. 392), o seu tratamento terapêutico inclui contraceptivos orais e anti-inflamatórios não esteróides (Wilson, 2008, p. 15). Os anti-inflamatórios não esteróides, que inibem a ciclo-oxigenase tipo 1 e 2, são hoje amplamente utilizados no tratamento da dor aguda e crónica (Ben vares, 2009, p. 1180). Estes fármacos, em 85 a 75% dos casos, fazem com que a dismenorreia se resolva (Katzong, 2009, p. 443). A causa da dismenorreia primária é um aumento da produção de prostaglandinas endometriais. Por conseguinte, o tratamento deve ser concebido para reduzir as prostaglandinas endometriais (Darenell, 2006, p. 474).

A base do tratamento da dismenorreia primária é a utilização de inibidores das prostaglandinas, como os medicamentos da família dos AINEs, que entre estes factores, o ácido mefenâmico e o ibuprofeno são muito eficazes. Os inibidores devem ser prescritos antes ou no início da dor e devem ser tomados continuamente a cada 8-8 horas, a fim de evitar a re-formação de subprodutos das prostaglandinas (Berk, 2009, p. 484). Outro papel adicional que pode ser atribuído aos medicamentos inibidores das prostaglandinas é a redução das prostaglandinas derivadas das plaquetas que participam no processo de coagulação do sangue na menopausa.

Spiref (2007, p. 472) das outras terapias para a dismenorreia é a utilização de contraceptivos orais. Estes medicamentos contêm uma combinação de progesteronemia estrogénica. As pílulas contraceptivas, através da inibição da ovulação (não produzem progesterona) e da inibição do crescimento normal do endométrio devido à presença constante de estrogénio e progesterona, suprimem a produção de prostaglandinas pelo endométrio. Aproximadamente 80% das mulheres com dismenorreia, aliviam a dor com inibidores da prostaglandina. (Michel et al., 2009, p. 237).

Uma boa nutrição ao longo de todo o ciclo de vida, especialmente a alteração da dieta nos períodos menstruais, é útil para reduzir os sintomas sistemáticos associados à dismenorreia. (Kaplan, 2010) Uma atenção cuidadosa à dieta (como comer cereais integrais, legumes, vegetais e muita fruta, e comer menos ou não comer sal, açúcar e cafeína) também é útil em algumas mulheres. Além disso, a cessação do tabagismo em pessoas com dismenorreia reduz a gravidade da dor (Ryan, 2006). A saúde é considerada pela Organização Mundial de Saúde como um dos principais direitos humanos. (Organização Mundial de Saúde, 2006). De acordo com a definição da Organização Mundial de Saúde, a saúde é um estado em que as pessoas gozam de pleno bem-estar físico, psicológico e social, não sendo considerada apenas ausência de doença (Petropri, 2007, p. 91). Para Dugas 37 , a saúde é mais do que um fenómeno individual, sendo influenciada pelas condições de vida e de trabalho, pelos sistemas de apoio social, pelos efeitos genéticos e pelos hábitos individuais. (1388, p. 65).

O estilo de vida e a saúde estão intimamente ligados, e a mudança de um altera o outro (Hogan, 2007, p. 372). Gheisi 39 considera que o estilo de vida desempenha um papel importante na saúde e na qualidade de vida dos indivíduos e é um fator essencial para promover e melhorar o estado de saúde (2007, p. 170).

A saúde tem vários factores, e estes factores estão localizados no indivíduo e na sociedade em que ele vive. (Ilder Abadi, 2008, pp. 29 e 30). Um dos factores que determinam a saúde é a herança, o ambiente, o estilo de vida, a cultura e a religião, o estatuto socioeconómico, os serviços de saúde e as políticas de saúde. (Hatami, 2009, p. 54). De acordo com as estimativas de Kaplan et al., entre os três factores de cuidados médicos, genética e comportamento, os factores mais importantes que determinam a saúde são o comportamento e o estilo de vida. (Martin, 2007, p. 14). O comportamento ou a atividade de cada indivíduo afecta o seu estado de saúde. As condições de vida têm efeitos positivos ou negativos na saúde. (Organização Mundial de Saúde, 2009, p. 49).

A saúde é afetada pelo desempenho de cada um, como maus hábitos alimentares, falta de exercício ou pouco exercício. Além disso, os factores de stress psicológico, como os emocionais, sociais, evolutivos e inerentes, afectam o nível de saúde do indivíduo (Potter e Perry, 2007, p. 96). Blak, classificou os factores de risco para a saúde em três tipos de factores biológicos ou genéticos (idade, raça, história familiar), factores comportamentais (hábitos de saúde como comer alimentos ricos em gordura, não fazer exercício, fumar, falta de controlo do stress) e factores ambientais (viver em zona de alto risco e fumar a alta velocidade (2007, p. 6).

Muitos dos problemas de saúde no mundo atual devem-se diretamente ao estilo de vida. (Douglas, 2010, p. 4). Tal como nos países avançados, 9 em cada 10 factores que levam à causa de morte estão relacionados com o comportamento e o estilo de vida. (Martin, 2009, p. 14).
Nos Estados Unidos, três factores comportamentais perigosos, incluindo o tabagismo, o consumo de álcool e o regime alimentar, figuram entre as dez principais causas de

morte (Kozair, 2009, p. 129).

Estima-se que 7 em cada 10 factores de mortalidade podem ser reduzidos através da alteração dos estilos de vida. (Kozier, 2009, p. 129). McGuanez e Fugue estimaram também que 43% das mortes evitáveis nos Estados Unidos se devem ao comportamento (19% ao tabagismo e 24% à alimentação e ao exercício físico). Além disso, estudos mostram que três causas de neoplasias malignas, doenças cardiovasculares e eventos cerebrovasculares são mais de 60% das causas de morte na Austrália. O tabagismo e o consumo de tabaco, a alimentação inadequada, a atividade física insuficiente e o consumo excessivo de álcool são os factores de risco para estas três doenças crónicas (Martin, 2009, p. 14).

Kozyre escreve que o estilo de vida é o seguinte: O modo geral de vida das pessoas, incluindo as condições de vida e os padrões de comportamento de uma pessoa que são influenciados por factores sociais, culturais e de personalidade; por outras palavras, o estilo de vida é o comportamento e as actividades que os indivíduos controlam. (2004, p. 77). Nos últimos anos, tem-se prestado muita atenção ao estilo de vida devido ao seu impacto na saúde. O estilo de vida inclui a nutrição, o exercício e a atividade física, os níveis de stress, as práticas de saúde, as capacidades de adaptação, a educação, o trabalho, a comunicação interpessoal e as práticas culturais decorrentes das experiências de vida individuais. (Harker, 2009, p. 360) A ampla divulgação de informações sobre os efeitos do tabagismo, do consumo de álcool e de drogas, da nutrição, do exercício, do stress e da atividade sexual terá um enorme impacto na saúde comportamental. (Hickey, 2008, p. 7).

Rosal e Kowalsky 46 consideram que os factores do estilo de vida incluem padrões de vida como a quantidade e o tipo de actividades realizadas pelo indivíduo, a alimentação, o tabagismo, a toxicodependência, o stress e a violência, bem como os factores de risco que uma pessoa pode controlar (2010, p. 65).

Os comportamentos, as práticas e o estilo de vida têm efeitos positivos ou negativos na saúde. Os seus potenciais impactos negativos são estilos de vida, falta de nutrição, comer em excesso, sono e descanso inadequados, pouca higiene pessoal, consumo de tabaco, abuso de álcool e drogas (Potter e Perry, 2007, p. 99).

O estilo de vida é reconhecido como um fator-chave na promoção e melhoria do estado de saúde (Toner e Green, 2008, p. 6). A saúde requer a promoção de um estilo de vida saudável, e estudos estabelecidos demonstraram que existe uma correlação entre saúde e estilo de vida (Helm seresht, 2008, p. 41).

Cada pessoa é responsável pela sua saúde através da escolha de um estilo de vida adequado. A escolha de um estilo de vida é importante porque afecta a qualidade de vida de uma pessoa, e escolher um estilo de vida positivo e evitar a escolha de um estilo de vida negativo na prevenção de doenças desempenha um papel significativo (Potter e Perry, 2008, p. 97).

O conceito de prevenção de doenças é fundamental para determinar os factores de risco e a utilização de factores para identificar indivíduos expostos ao risco de uma doença específica (Hogan, 2009, p. 362). Muitas doenças são evitáveis e podem ser retardadas, através da modificação do estilo de vida, e ou minimizando os efeitos de algumas doenças (Kozair, 2006, p. 194).

Um dos factores importantes no estilo de vida de uma pessoa são os hábitos alimentares. A nutrição é um ingrediente fundamental para um estilo de vida saudável. (Moell e Herta, 2005, p. 224) A escolha de uma dieta correta desempenha um papel importante na promoção da saúde da comunidade. Um estudo realizado por Bick et al. (2009) na America Linda University mostrou que a gordura e o tipo de hidratos de carbono da dieta estão relacionados com a gravidade e a duração da dor abdominal causada pela dismenorreia.

As actividades e os desportos são outras questões discutíveis em termos de estilo de vida. Gheisi considera que a atividade física é uma parte importante do estilo de vida e desempenha um papel importante na qualidade de vida das pessoas (2006, p. 169).

Os esforços para melhorar a qualidade de vida das pessoas e as acções relacionadas com a dor são a principal prioridade e o American Pain Board recomenda a identificação e o reconhecimento da dor como o quinto sinal virtual de preocupação para os prestadores de cuidados. (Taylor, 2008, p. 195). Os especialistas acreditam que o estilo de vida desempenha um papel muito importante na saúde e na prevenção e tratamento de doenças. Assim, considerando a importância do estilo de vida, bem como as crises económicas no sistema de saúde, há uma necessidade premente de adotar uma política geral de prevenção de doenças (Manteshi, 2010, p. 29).

Para atingir o mais alto nível de saúde, é necessário adotar um estilo de vida saudável. A saúde, por outro lado, é um resultado do estilo de vida das pessoas e, por outro lado, um fator de identificação dos estilos de vida. (Park, 2007, p. 51). Portanto, tendo em conta as questões acima mencionadas, incluindo a elevada prevalência, o aumento dos custos causados pelo tratamento para o indivíduo e para a sociedade, e o elevado valor da prevenção das dores menstruais, e também a necessidade de compreender os agentes de estímulo para efeitos de prevenção de sedações consumo descabido e de facto, reduzir a incidência de complicações relacionadas com o consumo de medicamentos, o regresso do indivíduo à sua vida normal, e quanto à importância do estilo de vida e da manutenção e promoção da saúde e prevenção de doenças e das diferenças nos estilos de vida das várias comunidades, e uma vez que até agora não foram feitos estudos nesta comunidade, o investigador optou por fazer investigação neste domínio. Esperando que o presente estudo, ao identificar os factores associados à gravidade e à duração da dor, forneça um contexto favorável a um planeamento adequado para moderar e controlar os factores que afectam a dismenorreia primária.

1-2- Objectivos da investigação

1-2-1- Objetivo geral

Determinação da relação entre o estilo de vida e a dismenorreia primária em enfermeiras que trabalham em hospitais afiliados à Universidade de Ciências Médicas da cidade de Mashhad em 1993-93.

1-2-2- Objectivos menores

1. Determinação das caraterísticas demográficas das enfermeiras empregadas com menstruação dolorosa em hospitais afiliados à Universidade de Ciências Médicas de Mashhad em 1992.
2. Determinação do estilo de vida das enfermeiras que trabalham com menstruação

dolorosa em hospitais afiliados à Universidade de Ciências Médicas de Mashhad em 1992.

    J Determinação dos hábitos e padrões alimentares de enfermeiras que trabalham com menstruação dolorosa em hospitais afiliados à Universidade de Ciências Médicas de Mashhad em 1992.

    J Determinação da atividade física e da taxa de exercício em enfermeiras que trabalham com menstruação dolorosa em hospitais afiliados à Universidade de Ciências Médicas de Mashhad em 2009.

    J Determinação da quantidade de sono e repouso em enfermeiras que trabalham com menstruação dolorosa em hospitais afiliados à Universidade de Ciências Médicas de Mashhad em 1992.

    J Determinação da taxa de exposição ao stress de vida em enfermeiras que trabalham com menstruação dolorosa em hospitais associados à Universidade de Ciências Médicas de Mashhad em 1992.

3. Determinar a relação entre o estilo de vida e as dimensões da menstruação dolorosa em enfermeiras que trabalham com menstruação dolorosa em hospitais afiliados à Universidade de Ciências Médicas de Mashhad em 2009.

1-3- Questões de investigação

1. Como é a distribuição demográfica das unidades estudadas?
2. Quais são os padrões e hábitos alimentares das unidades de investigação?
3. Qual é o padrão de atividade física e desportiva das unidades estudadas?
4. Qual é o padrão de sono e repouso das unidades estudadas?
5. Qual é o estado de exposição às tensões de vida das unidades estudadas?

1-4- Hipótese de investigação

Existe uma relação direta entre o estilo de vida e a menstruação dolorosa.

1-5- Definição das palavras

1-5-1- Estilo de vida

1-5-1-1- Definição teórica

O estilo de vida inclui os comportamentos individuais influenciados por factores culturais, sociais e de personalidade que afectam a melhoria do estado de saúde. O estilo de vida implica geralmente a manutenção de uma alimentação saudável, a prática regular de exercício físico, o estabelecimento de hábitos de sono e de repouso e técnicas de gestão do stress (Spireff, 2008, p. 40).

1-5-1-2- Definição prática

Nesta investigação, a Ordem do estilo de vida, de acordo com a definição teórica dos hábitos Identificar das unidades estudadas, situa-se no domínio do estado nutricional e hábitos alimentares, da atividade física e práticas de exercício, dos padrões de sono e repouso, e do nível de exposição aos estilos de vida nas unidades estudadas, que através da sua resposta às questões colocadas são definidas no questionário.

1-5-2- Dismenorreia primária

1-5-2-1- Definição teórica

É a seguinte: uma menstruação dolorosa na ausência de uma doença pélvica comprovada, que tem habitualmente um carácter de cãibras, ocorrendo geralmente várias horas ou logo após o início do ciclo menstrual, podendo demorar 48-72 horas (Olmann, 2007, p. 190).

1-5-2-2- Definição prática

A dor durante a menstruação, cujas caraterísticas são consistentes com a definição teórica e regularmente e periodicamente em pelo menos dois períodos passados, foi existente com base na biografia, e a sua gravidade é medida usando uma régua de 10 cm que de um lado está escrito palavra indolor e do outro lado está escrito dor intolerável.

As unidades estudadas marcam a sua intensidade de dor nesta régua e, de acordo com os resultados, o número 0 é sem dor, 1-3 é dor ligeira, 4-6 dor média, 6-8 dor e 8-10 é considerada dor grave.

1-5-3- Hábitos alimentares

1-5-3-1- Definição teórica

Os hábitos alimentares incluem um conjunto de costumes, pensamentos e crenças, o nível de cultura e o estatuto económico têm uma grande interferência na utilização das fontes alimentares disponíveis de diferentes formas, tais como a escolha do tipo de alimento, a confeção, a conservação dos alimentos e a forma de os utilizar nos grupos etários.

Os hábitos alimentares estão intimamente ligados às condições geográficas específicas, ao estatuto económico, ao nível da cultura e das crenças religiosas e à taxa de eficácia da cultura da sociedade estrangeira (Hallam, Ser., 2004, p. 88).

1-5-3-2- Definição prática:

A ordem dos hábitos alimentares neste estudo está de acordo com a definição teórica e o tempo consumido, o tipo de consumo, a frequência do consumo de hidratos de carbono, gorduras, cereais, carne, produtos lácteos, legumes e frutas, chá, café, cola, chocolate, frutos secos, o método de confeção, o consumo de alimentos quentes e picantes, e refeições e lanches das unidades estudadas, que é determinado pela resposta às questões levantadas53 no questionário.

1-5-4- Padrão de atividade física e desportiva

1-5-4-1- Definição teórica

O relaxamento é a paz e o sossego, a inquietação, a expansão da mente sem stress, o stress emocional e de excitação e a ausência de ansiedade. O sono é uma necessidade básica humana e um estado alterado de consciência que reduziu a compreensão dos indivíduos e a reação ao ambiente. (Kozair, 2007, p. 1114). Os padrões de sono e repouso são os mesmos que os horários habituais de sono e vigília diários, a hora de início e a duração do sono, os problemas de adormecer. (Christensen, 2006, p. 415).

1-5-4-2- Definição prática

Os padrões de sono e de repouso estão de acordo com a definição teórica e a ordem da duração do sono durante a noite e o dia, a hora de deitar, as horas de despertar durante o sono, a dificuldade em adormecer, o levantar e as acções que a pessoa vai realizar ao adormecer (consumo de drogas, de líquidos especiais ou de alimentos), que são determinadas através da resposta às perguntas do questionário.

1-5-5- Tensão:

1-5-5-1- Definição teórica

A tensão 57 é uma condição de stress psicológico e fisiológico que afecta a integridade do indivíduo (física, psicológica, racional e social) e a pessoa responde a mudanças para manter o seu equilíbrio natural. (Kozier, 2007, 1030), e é um processo psico-físico no qual as emoções e excitações e os sistemas de atitude, mente e estado fisiológico de uma pessoa são eliminados do seu equilíbrio e, como resultado, a relação da pessoa com o mundo que a rodeia é perturbada. (Nogabi, 1388, p. 107)

1-5-5-2- Definição prática

A escala de factores de stress consiste em medir a taxa de exposição das unidades estudadas aos factores que causam pressões na vida durante o último ano, utilizando a escala de Holmes e Rahe 58, que contém 43 perguntas avaliadas em termos de saúde, ocupação, família, pessoal, social e financeiro. A pontuação mais elevada está relacionada com a morte do cônjuge (100 pontos) e a mais baixa com as pequenas violações legais (11 pontos). A classificação das pontuações para determinar a quantidade de stress e o seu impacto na doença é tal que a pontuação de 200-150 é sinal de stress baixo, 300-200 é stress moderado e 300 para cima é stress elevado, e pontuações inferiores a 150 significam uma mudança relativamente baixa e pouca importância, e a preparação para a doença deve-se ao stress psicológico baixo que é determinado pela resposta das unidades estudadas às perguntas colocadas no questionário.

1-5-6- Enfermeira

1-5-6-1- Definição prática

O objetivo do presente estudo é identificar as enfermeiras que trabalham com menstruação dolorosa nos hospitais da Universidade de Ciências Médicas da cidade de Mashhad.

1-6- Predefinições

> A menstruação dolorosa é uma perturbação comum que afecta cerca de 50% das mulheres na idade da menstruação (Burke, 2007, p. 370).

> A menstruação dolorosa foi referida como uma das causas comuns do absentismo das mulheres no local de trabalho e da perda de 600 milhões de horas de trabalho e de 2 mil milhões de dólares em prejuízos anuais nos Estados Unidos. (Spireff, 2006, p. 42).

> O efeito das perturbações menstruais na qualidade de vida, na saúde, no rendimento e no trabalho das mulheres e na sociedade é essencial e significativo (Terlur, 2008, p. 107).

> A dismenorreia primária começa geralmente algumas horas antes ou imediatamente após a menstruação e pode durar 48 a 72 horas (Olmann, 2009, p. 170).

> O estilo de vida é um fator essencial para promover e melhorar o estado de saúde (Hogan, 2007, p. 36).

> O estilo de vida de uma pessoa é uma consequência das condições de vida e dos padrões de comportamento individuais influenciados por factores culturais, sociais e de personalidade (Hertha, 2008, p. 92).

> O estilo de vida e a dismenorreia estão intimamente relacionados entre si, pelo

que a alteração de um altera o outro (Olaz, 2008, p. 60).

> Uma boa nutrição e alterações dietéticas na altura da menstruação são úteis para reduzir os sintomas associados à dismenorreia (Kaplan, 2010).

De acordo com as estatísticas acima referidas, fica demonstrada a necessidade e a importância de prestar atenção à saúde e ao tratamento dos problemas comuns das mulheres e, por outro lado, tendo em conta a grande responsabilidade familiar e social das mulheres, é necessário investir mais no domínio da promoção da sua saúde física e mental e dar valor à sua saúde (Sayyed Aqa Miri, 2008, p. 55).

1-7- Limitações da investigação

1-7-1- Restrições à disposição do investigador

1. O ruído do ambiente de investigação afecta a forma de responder às unidades investigadas, o que é relativamente controlado através da seleção da localização adequada desta limitação.
2. A condição física das unidades estudadas afecta a forma como as amostras respondem à dor devido à dor, pelo que, para um controlo relativo destas limitações, o questionário é aplicado quando as unidades se encontram em situação de bem-estar geral.

1-7-2- Restrições que não são da competência do investigador

1. As condições psicológicas e as diferenças individuais das unidades estudadas ao preencherem o questionário podem afetar a forma como respondem, o que está fora do controlo do investigador.
2. As diferenças individuais e o método de adaptação individual podem afetar a capacidade de resposta das unidades estudadas, cujo controlo está fora do alcance do investigador.

A importância da investigação:

Tendo em conta que a oferta de saúde dos vários estratos da sociedade é uma das principais questões em cada país, e tendo em conta que cerca de metade da população mundial é constituída por mulheres e que a sua saúde garante a saúde dos filhos e das famílias, então qualquer tratamento médico e de saúde durante o período de fertilidade da mulher, garante a sua saúde ao longo da vida, e assim garante a saúde da comunidade (Sohrabi, 2009, p. 4).

Uma vez que a prevalência da dismenorreia é muito elevada e a dismenorreia afecta a saúde das mulheres tanto em termos individuais como sociais, causando muitos problemas pessoais e familiares (Pearson, 2007, p. 167), sendo a principal causa de absentismo no local de trabalho e provocando uma perda de 2 milhões de horas por ano (Wilson, 2008, p. 136), e, por outro lado, quase 25% das doentes não têm recuperação com o uso de anti-inflamatórios não esteróides, e algumas devido aos efeitos secundários, evitando a toma destes medicamentos, pelo que é essencial obter ajuda de outras estratégias (J. J., 2008, p. 136). 136), e, por outro lado, quase 25% das pacientes não têm recuperação com o uso de anti-inflamatórios não esteróides, e algumas devido aos efeitos secundários, evitam tomar estes medicamentos, pelo que obter ajuda de outras estratégias é essencial (Jart, 2009, p. 165), e encontrar a solução certa para reduzir os resultados económicos e sociais prejudiciais causados pela dismenorreia é necessário em raparigas e mulheres (Salari, 2009, p. 12).

    Tendo em conta o papel do enfermeiro na formação para o alívio da dor das mulheres e raparigas com dismenorreia primária, bem como a experiência pessoal do investigador de múltiplas queixas de doentes com efeitos secundários de fármacos habitualmente utilizados no tratamento da dismenorreia primária, o investigador decidiu estudar o efeito do estilo de vida na gravidade da dismenorreia, de modo a concretizar o objetivo funcional do estudo, que consiste em selecionar soluções mais eficazes e com menos efeitos secundários para o tratamento da dismenorreia primária.

Capítulo 2
Revisão da literatura
2-1- Quadro de investigação

O quadro concetual deste estudo baseia-se nos conceitos de menstruação dolorosa e de estilo de vida estável.

A menstruação é um fenómeno natural que ocorre nas mulheres (Abdullah Poor, 2009, p. 5). O primeiro período menstrual é designado por menarca, ocorrendo normalmente entre os 12 e os 15 anos de idade e prolonga-se até aos 50 anos, altura em que ocorre a menopausa. A menstruação também é designada por outros termos, como (período). Os ciclos menstruais naturais têm uma duração de 35-21 dias e os dias de sangramento duram 6-4 dias, embora 2 a 8 dias também sejam considerados normais. O volume da hemorragia é de 50 ml, que pode variar entre 80 e 20 ml (Schelling, 2006, p. 92).

Se a duração da hemorragia for menor (hipo-menorreia) ou maior (hiper-menorreia), é considerada anormal. A hemorragia menstrual é fluida, mas quando a taxa de hemorragia é elevada, podem aparecer coágulos de diferentes dimensões. A saída de coágulos, especialmente se a hemorragia não for periódica ou previsível, sugere uma falta de ovulação. Este tipo de hemorragia é criado, sem que o útero beneficie da função da progesterona e da sua secreção (Ryan, 2010, p. 24).

Uma vez que o endométrio tem propriedades de fibrinólise de alta potência, que podem ter um efeito de lambida imediato nos coágulos de fibrina, bem como a presença de proteases séricas que são periodicamente produzidas no endométrio (Cunningham 2008, p. 178), a presença de grandes coágulos no sangue da menstruação é sempre invulgar (Guan, 2007, p. 34). A hemorragia menstrual tem origem arterial e intravenosa, mas a hemorragia arterial é significativamente maior do que a intravenosa em termos de quantidade. A quantidade de sangue perdido durante os períodos menstruais normais foi registada em 25 a 60 ml por pessoa. O sangue perdido contém 0,4 a 1 mg de ferro por dia do ciclo, ou 150 a 400 mg de ferro por ano (Cunningham, 2008, p. 167).

A taxa de expulsão de sangue menstrual é geralmente igual ou inferior a 80 ml; se a taxa de transfusão de sangue for superior a 80 ml, pode verificar-se anemia (hemoglobina inferior a 120 g/l) (Ryan, 2008, p. 123). Num período menstrual, podem ser retirados cerca de 12 tampões internos. Uma vez que é difícil determinar a quantidade de sangue menstrual excretado com base na estimativa da doente, o controlo da anemia é uma das formas práticas de controlar e monitorizar o sangue menstrual (Guan, 2009, p. 54).

Spirov escreve: O período menstrual normal é de 6-4 dias, o intervalo da menstruação é de 24-35 dias e o volume de hemorragia é de 30 mililitros no ciclo menstrual normal, incluindo a fase folicular, a ovulação vuljetal (2008, p. 169).

As três fases naturais do ciclo menstrual são coordenadas pelo eixo hipófise-hipotálamo-ovário e são afectadas por alterações fisiológicas e patológicas que ocorrem ao longo da vida (Abdallahpour, 2008, p. 5). Na altura da puberdade, o ovário contém 300.000 a 600.000 folículos primários, incluindo o folículo primário para as gonadotrofinas, que depende especialmente da FSH. Cerca de 10 folículos secundários crescem em cada ciclo, e o folículo dominante faz a ovulação (Suite, 2006, p. 246).

Durante a fase folicular, os eventos ocorrem numa sequência regular para preparar um bom número de folículos para a ovulação (Spireff, 2008, p. 170). Os ciclos com ovulação ocorrem normalmente em intervalos normais de 35-21 dias (Noroozi, 2007, p. 2).

Na fase da ovulação, o aumento súbito da LH e a produção de progesterona e prostaglandinas no folículo, a progesterona amplifica a atividade das enzimas proteolíticas, que juntamente com as prostaglandinas são responsáveis pela digestão e rutura do folículo. O aumento da FSH a meio do ciclo, através da progesterona, proporciona a possibilidade de libertação de ovócitos das conexões foliculares e a possibilidade de conversão do plasminogénio em enzimas proteolíticas (plasmina) e proporciona um número suficiente de receptores de LH para alcançar uma fase lútea natural (Spearf, 2005, p. 198).

Na fase lútea da menstruação, a função lútea normal requer um desenvolvimento folicular ótimo no período pré-ovulatório e a continuação do apoio tónico da LH. No estágio lúteo inicial, ocorre angiogênese ativa mediada por VEGF, então progesterona, estradiolouinibina A com função central causa supressão de gonadotrofina e crescimento do novo folículo, pode desempenhar um papel no avermelhamento dos corpúsculos amarelos e a ação luteolítica do estrogênio produzido pelo corpúsculo amarelo pode desempenhar um papel no próprio corpo amarelo.

No início da gravidez HCG mantém a função lútea pelo resgate dos corpúsculos amarelos até a completa esteroidização estabelecida pelo par (Spearf, 2005, p. 203).

Ao passar da fase lútea para a fase folicular, com o desaparecimento dos corpúsculos amarelos, os níveis de estradiol, progesterona e inibina na circulação sanguínea são minimizados. A redução da A inibe a inibina, faz com que se elimine o efeito inibitório sobre a secreção de FSH pela hipófise. Ao reduzir o estradiol e a progesterona, é proporcionado um aumento progressivo e rápido da frequência de secreção da GnRH e será eliminada a inibição por feedback negativo da hipófise. A remoção da inibina A e do estradiol e o aumento dos picos de GnRH resultam geralmente numa maior secreção de FSH em comparação com a LH e aumentam a frequência de secreção episódica. O aumento da FSH resulta no salvamento dos folículos da atresia e, desta forma, a possibilidade de emergência do folículo dominante pode ser proporcionada. (Spireff, 2008, p. 205).

A dismenorreia é um distúrbio ginecológico comum que afecta cerca de 50% das mulheres em idade reprodutiva (Burke, 2007, p. 481). Spirof define a dismenorreia como uma dor associada à menstruação, que geralmente tem uma natureza cólica e se concentra na parte inferior do abdómen (2008, p. 471). Nos Estados Unidos, foi relatado que cerca de 60% das adolescentes que estão a menstruar, têm algum grau de dismenorreia, e 14% delas abandonam regularmente o seu local de trabalho (Spireff, 2008, p. 471 .e 472). A dismenorreia é uma causa comum de redução da qualidade de vida das mulheres (Time, 2005, p. 7). É também a principal razão para recorrer a clínicas de mulheres, o que provoca uma perda de tempo e problemas para raparigas e mulheres (Salehi Sormaghi, 2008, p. 15).

A dismenorreia deriva de uma palavra grega que significa menstruação dolorosa e que pretende ser uma forma de contração cólica no abdómen médio e inferior

(Kamjoo, 2009, p. 5).

Ao longo da idade fértil, todas as mulheres experimentam temporariamente algumas das disfunções menstruais, mas num certo número de mulheres, estas perturbações continuam a persistir durante muito tempo ou continuamente, sendo a dismenorreia uma delas (Nowroozi, 2008, p. 3).

Burke considera também que a dismenorreia é um distúrbio ginecológico comum que é uma forma de dor menstrual na ausência de patologia pélvica (2007, p. 481). A dismenorreia é o tipo mais comum de dor ciliar pélvica (Sohrabi, 2008, p. 31). Svetlana também acredita que as queixas mais comuns das pacientes ginecológicas são a dismenorreia (2006, p. 305).

Os factores de risco da dismenorreia incluem: idade <20 anos, perda de peso significativa, ocupação, hemorragias graves, ausência de parto, tabagismo (Garcia, 2008, p. 11).

De um ponto de vista clínico, a dismenorreia divide-se em dois grupos: primária e secundária. A dismenorreia inicial é a presença de hemorragia menstrual dolorosa na ausência de doença pélvica comprovada e a dismenorreia secundária é a ocorrência de hemorragia menstrual dolorosa devido a problemas patológicos pélvicos (como a endometriose, a doença inflamatória pélvica ou os linfomas uterinos) (Darrenl, 2008, p. 473).

A dismenorreia primária ocorre em ciclos associados à ovulação, pelo que normalmente ocorre em intervalos normais de 35-21 dias (Nowroozi, 2008, p. 204). A dismenorreia primária ocorre geralmente 1-2 anos após a menarca, ou seja, em simultâneo com a estabilização dos ciclos ovulatórios. Este distúrbio ocorre em mulheres mais jovens, mas por vezes persiste até à quinta década de vida, enquanto a dismenorreia secundária é normalmente observada anos após a menarca e por vezes com ciclos não ovulatórios (Burke, 2007, p. 281). A dismenorreia primária ocorre predominantemente antes dos 25 anos de idade (Kamjo, 2009, p. 5). A maioria das pessoas com dismenorreia primária começa dentro de 3 anos após a sua dismenorreia menstrual (Darrenel et al., 2006, p. 473). A dismenorreia primária é mais frequente em mulheres em idade reprodutiva (Michel, 2009, p. 237).

A dismenorreia causa problemas sociais, económicos, físicos e psicológicos, e é considerada a maior causa da diminuição da eficiência das trabalhadoras e da sua ausência dos locais de trabalho e de ensino (Kamjo, 2009, p. 5). Sohrabi acredita que a dismenorreia pode causar problemas sociais e económicos nas mulheres, para além de problemas físicos e psicológicos. Embora a dismenorreia primária não seja uma doença que ponha em risco a vida da pessoa e não cause falência de órgãos, pode afetar a qualidade de vida das mulheres e causar incapacidade e ineficiência em casos graves, que se manifestam na ausência da escola ou do local de trabalho (2006. P. 31). O facto de a mãe ou a irmã sofrerem de dismenorreia também aumenta a probabilidade de serem infectadas (Michel et al., 2009, p. 237).

A dor dismenorreica primária é semelhante à dor do parto e pode incluir cólicas suprapúbicas e, por vezes, dor lombar na coluna lombar, dor anestésica na coxa anterior, náuseas, vómitos, diarreia e, raramente, ataques de síncope. A dor dismenorreica tem um carácter cólico e, ao contrário da dor abdominal devida a peritonite química ou infecciosa, melhora com a massa abdominal, o reto ou o movimento do corpo. A dor dismenorreica secundária começa frequentemente 1-2 semanas antes da menstruação e continua alguns dias após a interrupção da hemorragia (Burke, 2007, pp. 485-484).

Na dismenorreia primária, a dor começa antes do início da hemorragia menstrual e dura 72 a 12 horas. Normalmente, a dor limita-se à parte inferior do abdómen, sendo a intensidade mais elevada na linha média. A dor é frequentemente descrita como cólica e de intensidade intermitente. Nalgumas mulheres, a dor nas costas e nas virilhas também pode ser grave. Devido à prostaglandina, a dor abdominal é frequentemente acompanhada de náuseas, vómitos, febre, dores de cabeça e uma sensação geral de anorexia. A dor tem normalmente a maior gravidade no primeiro dia de hemorragia menstrual e diminui gradualmente a sua gravidade (Michel et al., 2008, p. 237).

Na dismenorreia primária, devido à entrada de prostaglandinas na corrente sanguínea periférica, há vários sintomas e problemas sistémicos, como náuseas, vómitos, hematomas, diarreia e dor de cabeça. Os sinais vitais são normais no exame (Mirzai, 2008, p. 3).

A zona suprapúbica pode ser dolorosa ao toque. Os sons intestinais são normais e não há sensibilidade na região abdominal superior nem retenção abdominal. Durante a dismenorreia, é frequentemente indicado um exame bimanual da dor do útero. No entanto, não há dor intensa após o movimento cervical ou palpável do edifício anexial. Os membros da anca são normais na dismenorreia primária (Burke, 2007, p. 484).

Mais de 80% das mulheres têm dismenorreia, metade das quais tem alguns dias de ausência ao trabalho por mês, e 10% a 20% delas optam completamente por não fazer o seu trabalho (Darmanell, 2006, p. 473). Os relatos da prevalência da dismenorreia primária são variáveis em vários estudos, sendo que num estudo em mulheres com idades compreendidas entre os 17 e os 24 anos, a prevalência foi de 94% (Kamjoo, 2008, p. 5). Num estudo realizado por refugiados e colegas na Universidade de Guilan em 2008, a prevalência de dismenorreia foi de 87,1%. Entre as americanas, que constituem 54-42% da população, 600 milhões de horas de trabalho por ano perdem-se devido à dismenorreia, e mais de 50% das mulheres grávidas sofrem de dismenorreia grave e podem ser afectadas por 1-3 dias por mês da sua vida (Mirzai, 2007, p. 2).

A distribuição da dismenorreia em todo o mundo situa-se entre 3% e 90%. Cerca de 15% das mulheres com dismenorreia têm perturbações no trabalho e na educação (Michel et al., 2006, p. 226). Numa amostragem aleatória de mulheres de 19 anos em Gotemburgo, na Suécia, 72% das mulheres com dismenorreia, 15% das dismenorreias restringiam a atividade diária e a sua gravidade não melhorava com analgésicos, 8% das doentes em cada ciclo menstrual ou na escola faltavam ao trabalho e 38,2% das doentes usavam regularmente tratamento médico. O uso de medicamentos orais para prevenir a gravidez e a história de parto vaginal foram associados a uma redução da dismenorreia. A gravidade da dismenorreia estava diretamente relacionada com a duração e a quantidade do fluxo menstrual.

Num estudo longitudinal realizado nos Estados Unidos da América, em raparigas com idades compreendidas entre os 17 e os 19 anos, 13% referiram ter dores fortes em mais de metade dos seus ciclos menstruais. Em 42%, foi referida pelo menos uma dismenorreia intermitente com atividade. Num inquérito realizado na Turquia, foi referido que 25,6% das adolescentes faltaram à escola devido a dismenorreia. Nos Estados Unidos, foi relatado que cerca de 60% das adolescentes regularizadas têm graus de dismenorreia, e 14% delas faltam frequentemente à escola. De acordo com as estatísticas americanas, uma em cada 10 mulheres sofre de dismenorreia grave e incapacitante num período de um a três dias em cada ciclo (Kunford, 2008, p. 1).

Os problemas menstruais, incluindo a dismenorreia, são mais frequentes nas fumadoras. A dismenorreia melhora na maioria das mulheres após uma gravidez (Spearf, 2007, pp. 472 e 471). Norsey et al. sugerem que a dismenorreia incapacita 50 a 90 por cento das mulheres mensalmente durante um a três dias (2009, p. 45). Kamjoo relatou a prevalência de dismenorreia nos dormitórios de estudantes de Bandar Abbas em 2002 (77,25%). No seu estudo, afirmou que a dismenorreia causa problemas sociais, económicos, físicos e psicológicos e é considerada a principal causa do declínio da eficiência das mulheres empregadas e da sua ausência no trabalho e na educação (p. 6).

A principal causa da dismenorreia é o aumento da produção de prostaglandinas endometriais. A quantidade destes compostos no endométrio é mais secretada do que no endométrio proliferativo. A redução da quantidade de progesterona no final da fase lútea leva à estimulação da lambida de enzimas, o que leva à libertação de fosfolípidos, juntamente com a produção de ácido araquidónico e a ativação da via da ciclo-oxigenase. O aumento da produção de protinóides em mulheres com dismenorreia primária aumenta o tónus do útero e as suas contracções graves e, em última análise, conduz à dismenorreia (Burke, 2007, pp. 481 e 483).

Entre as várias causas da dismenorreia inicial, a causa do aumento da produção e secreção de prostaglandinas é mais aceitável (Zakeri Hamidi, 2008, p. 170). As prostaglandinas desempenham um papel importante na causa da dismenorreia primária (Sohrabi, 2007, p. 34). Nas pessoas com dismenorreia primária, o nível sérico das prostaglandinas é mais elevado do que nas outras (Michel, 2009, p. 237). O stress quotidiano pode agravar as dores menstruais. Como referido, a dismenorreia primária ocorre em ciclos associados à ovulação, resultando da contração miométrica pelas prostaglandinas produzidas na fase de secreção endometrial, enquanto a dismenorreia secundária ocorre em relação a várias condições patológicas (Mirzai, 2008, p. 3).

Outros sintomas associados à hemorragia menstrual, tais como dores de cabeça, náuseas, vómitos, dores nas costas e diarreia, podem ser explicados pela entrada de prostaglandinas e dos seus metabolitos no fluxo sanguíneo sistémico. A quantidade de prostaglandinas no endotélio da fase lútea é 3 vezes superior à da fase folicular e, no período de hemorragia menstrual, a quantidade de prostaglandinas aumenta ainda mais. Nas mulheres com dismenorreia primária, a produção de prostaglandinas endometriais é superior à das mulheres assintomáticas. Uma grande proporção de prostaglandinas é libertada durante as primeiras 48 horas da menstruação, com a maior gravidade dos sintomas em simultâneo (Spearf, 2007, p. 472).

No ciclo menstrual normal, a pressão intra-uterina em repouso é de 15-5 mm Hg. A formação da contração uterina provocada pelas prostaglandinas a cada 3 a 10 minutos, com uma duração de 30 segundos, faz com que a pressão intra-uterina atinja 80 mmHg.
No entanto, em pessoas com dismenorreia inicial, a pressão intra-uterina em repouso,

100 - 80 mm Hg, e uma contração que ocorre a cada 15 segundos e dura 90 segundos pode causar pressão intra-uterina de 400 mm Hg (Demitrovic, 2007). Por conseguinte, quando a pressão intra-uterina é moderada, a pressão arterial é ultrapassada, ocorre um evento isquémico, que leva à acumulação de metabolitos anaeróbicos, e estes metabolitos podem estimular pequenos neurónios do tipo C. Por conseguinte, é criada uma menstruação dolorosa, que é semelhante à angina uterina. (Ryan, 2009, p. 23).

Desde a antiguidade, o aparecimento da menstruação em relação aos meses lunares levou à utilização de nomes como período e menstruação para descrever a hemorragia menstrual na mulher. A medida em que estes cursos existem é facilmente compreendida, mas o mais difícil é compreender o objetivo do aparecimento da hemorragia. Os médicos antigos encaravam a menstruação como uma espécie de desintoxicação e, ao longo da história, houve mitos e tendências sobre a menstruação que mantiveram uma atitude negativa em relação à menstruação, e o alcance dessa atitude negativa, de mágica a um acontecimento tóxico e perigoso, foi diferente (Fretis, 2005, p. 506).

Poucos primatas, incluindo os humanos, são os únicos mamíferos que sofrem de hemorragia menstrual. Um processo em que o tecido endometrial está associado à hemorragia e está sujeito a alterações que são reguladas por hormonas sexuais esteróides presentes na corrente sanguínea das artérias espirais. As interações complexas entre o hipotálamo, a pituitária, o ovário e o sistema reprodutor regulam o ciclo previsível, regular, cíclico e ovárico dos ciclos menstruais (Taylor, 2006, p. 510).

As causas psicológicas também desempenham um papel na patogénese da dismenorreia (Ahmadi, 2008, p. 12). Tal como outras dores, a dismenorreia também pode estar associada a ansiedade, medo e sentimentos de culpa. Além disso, as tensões de origem interna ou externa também podem afetar o limiar da dor (Wilson, 2006, p. 123). Por outras palavras, os factores mentais podem alterar a sensação de dor. (Hacker, 1378, p. 45).

Também pode afetar o limiar da dor (Wilson, 2006, p. 123). Por outras palavras, os factores mentais podem alterar a sensação de dor (Hacker, 1378, p. 45).

Termos femininos semelhantes aos da menopausa, como indelicado, indisposto, também podem afetar a gravidade das cólicas menstruais. Estas palavras têm noções negativas. Para além das atitudes negativas em relação à menstruação, existem crenças culturais e religiosas que consideram a hemorragia menstrual como uma substância tóxica, pelo que estas crenças podem aumentar a dismenorreia (Wilson, 2006, p. 78). Outros factores psicológicos, como os comportamentos de abandono da mãe para a filha, também não são afectados (Dacherini, 2008, p. 98). A indução, a imitação da mãe e a consciência do facto de que, devido à menstruação dolorosa na maternidade, também há falta de informação e educação (Golomb, 2007, p. 122) e a ansiedade mental devido a pressões educativas ou sociais também podem afetar a dismenorreia (Darthryn, 2008, p. 99). De acordo com a teoria psicológica da dismenorreia, em algumas pessoas deve-se à falta de interesse pelo papel da feminilidade na vida (Golmb, 2008, p. 21). Verifica-se que a dismenorreia é geralmente uma queixa de pacientes histéricas que se querem queixar de um problema de mulher (Guan, 2010, p. 56).

Por conseguinte, a combinação de factores físicos, mentais e psicológicos e de factores socioculturais pode ser responsável pela dismenorreia inicial e a interação destes factores cria um estado anormal. Existe também uma correlação entre a gravidade da dismenorreia e a duração da hemorragia, pelo que a gravidade da dismenorreia aumenta com o aumento da duração da hemorragia menstrual. No entanto, não foi encontrada qualquer relação entre a altura, o peso e a duração do ciclo com a gravidade da dismenorreia (Sandell, 2008, p. 53). Alguns estudos mostram também que a dismenorreia grave ocorre em mulheres obesas, fumadoras ou nulíparas, ou naquelas que tiveram o primeiro parto na sua idade. O acima exposto é feito, ou aqueles que começaram a sexualmente explícita são mais propensos a ser visto.

Por outro lado, o envelhecimento, o trabalho e o estatuto socioeconómico elevado reduzem a prevalência e a gravidade da dismenorreia. A dismenorreia pode ser reduzida pela idade devido ao parto ou ao consumo de ocp (Freices, 2009, p. 450).

Para diagnosticar a dismenorreia primária, é essencial rejeitar as condições subjacentes da pélvis e confirmar a natureza cíclica da dor. O diagnóstico da dismenorreia primária baseia-se na história e no exame do pavimento pélvico. Mas o diagnóstico da dismenorreia secundária pode exigir uma revisão do padrão de progressão da dor, um exame de ultra-sons ou uma laparoscopia ou histerectomia (ou ambas). Durante o exame da pélvis, devem ser investigados o tamanho, a forma e a mobilidade do útero, o tamanho e a sensibilidade do edifício anexial e a nodularidade ou fibrose dos ligamentos uterino-oblongos ou do septo retovaginal. O exame do colo do útero no caso de gonorreia e clamídia e, se necessário, o hemograma completo com medição da VHS ajudam a excluir infecções pélvicas subagudas. Se não forem detectadas quaisquer perturbações, o diagnóstico de dismenorreia primária é estabelecido de forma inequívoca (Burke, 2007, p. 484).

A dismenorreia secundária é uma dor menstrual periódica que ocorre em relação com a patologia subjacente da pélvis. Esta dor ocorre normalmente anos após o início da menarca, mas a sua definição não reflecte a idade de início. A dor dismenorreica secundária ocorre frequentemente 1-2 semanas antes da menstruação e persiste durante vários dias após a paragem da hemorragia. Os mecanismos subjacentes à dismenorreia secundária são diversos, embora a maior parte deles aumente a produção de prostaglandinas e as contracções uterinas hipertónicas em Os anti-inflamatórios não esteróides e as pílulas contraceptivas hormonais em mulheres com dismenorreia secundária têm menos probabilidades de aliviar a dor do que em mulheres com dismenorreia primária. A causa mais comum de dismenorreia secundária é a endometriose, seguida da adenomiose e do DIU. O tratamento da dismenorreia secundária é o tratamento da doença subjacente (Barack e Novak, 2007, p. 431).

Nas mulheres com dismenorreia, a atividade da enzima (cox) e da prostatite sintase aumenta. Os anti-inflamatórios não esteróides que actuam como inibidores da enzima (COX) são utilizados para tratar esta doença (Burke, 2007, p. 483).

O tratamento da dismenorreia primária depende da gravidade do problema e da resposta pessoal das mulheres aos vários tratamentos. (Loader, 2008, p. 124) Uma vez que os factores psicológicos de uma pessoa podem alterar a sensação de dor (Hacker, 2009, p. 67), as pacientes que sofrem de dismenorreia precisam de simpatia e apoio. (Guan, 2008, p. 123), e os cuidados de enfermagem e a afirmação de que a dismenorreia é uma ocorrência natural, bem como a correção de velhos mitos e velhas malformações sobre a menstruação, podem contribuir para a autoconfiança (Smeltzer, 2007, p. 217).

De um modo geral, o tratamento da disenorreia pode ser dividido em duas categorias de métodos de alívio farmacológicos e não farmacológicos.

O principal tratamento da dismenorreia primária são os anti-inflamatórios não esteróides, que previnem as cólicas menstruais ao impedir a síntese de prostaglandinas (Geração, 2010, p. 48). Michel também acredita que a base do tratamento da dismenorreia precoce é o bloqueio da produção de prostaglandinas (2007, p. 237). Os inibidores da prostaglandina sintase são eficazes no tratamento da dismenorreia primária em cerca de 80% das mulheres.

Os métodos de tratamento da dismenorreia primária incluem medidas gerais, farmacológicas, cirúrgicas e outras, incluindo psicoterapia, hipnose, acupunctura e acupressão (Sohrabi et al., 2006, p. 34).

Uma vez que está provado que a dismenorreia ocorre apenas em períodos que levaram à ovulação e consequentemente à produção de prostaglandinas (Geyton e Hall, 2011, p. 392), o seu tratamento terapêutico inclui contraceptivos orais e anti-inflamatórios não esteróides (Wilson, 2007, p. 15).

Os anti-inflamatórios não esteróides que inibem a ciclo-oxigenase de tipo 1 e 2 são atualmente muito utilizados no tratamento da inflamação e da dor aguda e crónica (Ben Hevard, 2008, p. 1180). Estes medicamentos são responsáveis por 85-75% dos casos de dismenorreia (Katzong, 2009, p. 443).

Marfi (2009) também afirma que: "Atualmente, a maioria das mulheres prefere terapias alternativas à medicação para tratar os distúrbios menstruais". Os tratamentos alternativos mais utilizados para o tratamento destes distúrbios são a utilização de vitaminas, minerais, ervas e seus derivados e regimes de tratamento, que são classificados como suplementos alimentares desde 1994 (p. 1). Por conseguinte, pode concluir-se que, embora a medicina moderna esteja bem desenvolvida no mundo, em muitos países avançados as terapias tradicionais ainda são comuns (Salehi e Amin, 2008, p. 36).

O tratamento da dismenorreia primária depende da gravidade do problema e da resposta pessoal das mulheres aos vários tratamentos (Loader, 2005). Uma vez que os factores mentais de uma pessoa podem alterar a sensação de dor (Hacker, 2009), as pacientes que sofrem de dismenorreia precisam de simpatia e apoio (Guven, 2007), e os cuidados de enfermagem e o facto de a dismenorreia ser um fenómeno natural, bem como a correção de antigas lendas e informações falsas sobre a menstruação, podem ajudar a criar autoestima e tendências sexuais positivas.

Atualmente, a maioria das pessoas vive de uma forma que sabe não ser saudável, mas quer responder às suas necessidades básicas. Para fazer face a estilos de vida pouco saudáveis, é necessário compreender os factores que afectam a vida das pessoas e alterá-los para que façam escolhas mais saudáveis. Nos últimos 20 anos, a definição da Organização Mundial de Saúde (OMS) conduziu a uma compreensão mais ampla dos factores determinantes de um estilo de vida saudável e, tal como definido pela Organização Mundial de Saúde, o estilo de vida é um modo de vida baseado em padrões de comportamento bem definidos que determinam a interação entre as caraterísticas individuais, as interações e as condições da vida socioeconómica de uma pessoa (Who, 20 06, p. 1).

Poetry e Perry (2007) escrevem sobre o estilo de vida: o sono e o repouso, a alimentação saudável e a atividade física são eficazes para manter e melhorar a saúde, e não é necessário que o estilo de vida seja importante e a saúde física e emocional dos indivíduos na sua capacidade de o fazer depende da necessidade básica (P. 1147).

Um estilo de vida saudável é um modo de vida e inclui todos os comportamentos que aumentam a saúde do indivíduo e reduzem o risco de morte. Os resultados dos estudos mostram que são discutidos factores importantes do estilo de vida. Nutrição, mobilidade, atividade física, tabagismo, consumo de álcool, controlo do peso, repouso, sono e stress (Pips, 2007, p. 1170).

O estilo de vida pode ter efeitos positivos e negativos na saúde. Os efeitos negativos dos factores de risco incluem: comer em excesso, má nutrição, falta de sono e de atividade física, aumento do stress, aumento de peso, consumo de tabaco, álcool, drogas e saúde Uma pessoa é fraca, pelo que o estilo de vida e a saúde estão intimamente relacionados (Harker, 2004, p. 372).

John Hopkins (2008) escreve: Aprender sobre os factores do estilo de vida e equilibrar estilos e estilos de vida pode desempenhar um papel eficaz na redução da dor menstrual e na prevenção da sua ocorrência (p. 485).

Um estilo de vida saudável é um dos componentes de elevados níveis de bem-estar e um fator essencial na redução da incidência e gravidade das doenças crónicas e suas complicações, bem como uma forma eficaz de controlar o aumento dos custos de saúde através da melhoria do estilo de vida e da educação. Os comportamentos de risco e os hábitos de saúde são possíveis (Pips, 2007, p. 50).

Em confirmação deste facto, Abdullahi (2008) escreve: "O objetivo dos comportamentos de saúde é ter um comportamento que mantenha ou melhore a saúde do indivíduo. Incluindo uma alimentação correta, um sono adequado de 8 a 7 horas, exercício físico regular, não fumar e não consumir álcool, ajustamento do peso. Hoje em dia, acredita-se que 70% das doenças estão associadas ao estilo de vida de uma pessoa (p. 5), pelo que a modificação do estilo de vida desempenha um papel importante no controlo e na redução das complicações da doença, e reduz quase 50% da sua mortalidade para mortes precoces (Pips, 2007, p. 227).

Enfatizando que a saúde é a principal fonte da nossa vida quotidiana, e não o objetivo das nossas vidas, a saúde considera a capacidade de lidar com o stress físico, biológico e social (2010, p. 6). No Pensamento Islâmico a Saúde como um estado de equilíbrio dinâmico, no qual as acções do corpo são normais, e este equilíbrio é descrito como sendo físico psicológico (Keeper, 2007, p. 3).

O mundo que nos rodeia é uma bela coleção de seres vivos que se encontram entre este conjunto humano devido à capacidade de fazer uma seleção distinta de todos os seres. O homem é escolhido em grande parte pelo seu modo de vida. Esta escolha é influenciada pela nossa inferência do mundo que nos rodeia.

Todos os seres humanos têm pensamentos e sentimentos diferentes sobre o mundo em que vivem, o que é influenciado pelas crenças e valores que regem a sociedade e que, em conjunto, constituem o estilo de vida de uma pessoa (Solitude of Nature, 1389, p. 23).

As pessoas determinam o seu estado de saúde através das suas acções, o estilo de vida inclui as actividades diárias habituais e as actividades que são aceitáveis na vida da pessoa e esses hábitos e práticas afectam o estado de saúde, incluindo o consumo de muito café Fumar, ingerir alimentos ricos em gordura e ter uma vida sem vida terá um efeito adverso (Laden, 2008, p. 263).

Existem diferentes formas de descrever o estilo de vida: o estilo de vida é um dos factores mais importantes para a saúde. Segundo Lalband, o estilo de vida são as decisões e os comportamentos que uma pessoa toma em relação à sua própria saúde e que, de certa forma, controla. O estilo de vida reflecte uma gama completa de valores, crenças e actividades sociais (Park, 2008, p. 151). Kozair e colegas consideram o estilo de vida como os valores e os comportamentos escolhidos pelo indivíduo na vida quotidiana (2009, p. 1458). Defende ainda que o estilo de vida é o comportamento e as actividades que os indivíduos controlam (p. 177). Para explicar este facto, Ilder Abadi escreve: "Estilo de vida através das relações pessoais com os pais, os amigos e os meios de comunicação social" Learned (1386, p. 29).

O estilo de vida é a forma geral de viver dos indivíduos, incluindo as condições de vida e os padrões de comportamento de um indivíduo influenciados por factores sociais, culturais e de personalidade (Kozair, 2008, p. 177). Bakiyani escreve que o estilo de vida é uma combinação de padrões de comportamento e hábitos individuais ao longo da vida, em que foram criados processos de socialização (2008, p. 16).

Os factores do estilo de vida incluem padrões de vida que uma pessoa escolhe e persegue, tais como a quantidade e o tipo de actividades realizadas pelo indivíduo, a alimentação, o tabagismo, o abuso de substâncias, o stress e a violência, e os factores de risco que uma pessoa pode controlar (Rosal, 2008, p. 65). Um estilo de vida é um conjunto de comportamentos ou padrões de ação que uma pessoa escolhe e através dos quais as suas acções são conduzidas na vida quotidiana (Fazeli, 2008, p. 65).

Os padrões de comportamento baseados no estilo de vida são reconhecíveis pelo facto de estes padrões resultarem da interação entre os traços de personalidade de uma pessoa com as intervenções sociais e as condições socioeconómicas da vida, e estes padrões de comportamento não são constantes e estão constantemente sujeitos a mudanças (Organização Mundial de Saúde, 2010, p. 83). O estilo de vida é o resultado das experiências individuais, incluindo a alimentação, o exercício e a atividade física, os níveis de stress, as práticas de saúde, as capacidades de adaptação, a formação, o trabalho, a comunicação interpessoal e as práticas culturais (Hogan, 2007, p. 36). Inclui também os padrões de sono e repouso, o uso de drogas e medicamentos, as actividades de auto-cuidado, as actividades sociais e a comunicação com o ambiente (Veer, 2009, p. 40).

Cada pessoa é responsável pela sua saúde e bem-estar através da escolha de um estilo de vida correto. A escolha de um estilo de vida é importante porque afecta a qualidade de vida. Escolher um estilo de vida positivo e evitar escolhas de estilo de vida negativas é importante para prevenir doenças, e a prevenção da doença tem um grande impacto económico na redução dos custos dos cuidados de saúde (Potter e Perry, 2007, p. 97). O estilo de vida é determinado pelas circunstâncias, e a outra parte é determinada por decisões conscientes e inconscientes sobre a forma como a vida é escolhida (Douglas, 2008, p. 11). A saúde é afetada pelas crenças e comportamentos de saúde.

Os comportamentos de saúde incluem hábitos e escolhas que promovem ou reduzem a saúde, como os hábitos alimentares, o exercício repetitivo, o tabaco e o álcool, as actividades sexuais, a suficiência do sono e do repouso (Chitney, 2007, p. 261 e 262).

Foram propostos vários modelos para descrever os factores de promoção da saúde que afectam quase todos o estilo de vida, incluindo o Modelo de Crenças sobre a Saúde de Rosen Stoke em 1974 e Beckmann em 1975, que explica a relação entre as crenças e os comportamentos da personalidade. O planeamento tem sido (Potter e Perry, 2007, p. 92). Este modelo é um modelo bem conhecido que enfatiza a previsão de comportamentos preventivos de saúde individuais e é desenvolvido por quatro psicólogos sociais como Hook, Root, Cougles, Leventhal, Rosenstock, e uma explicação para evitar que as pessoas participem em programas de prevenção de doenças (Herta, 2006, p. 42).

Os problemas de saúde mais comuns são causados pelo estilo de vida das pessoas, o que se designa por doenças relacionadas com o estilo de vida (Lost, 2010, p. 21). Hoje em dia, muitos dos principais problemas de saúde estão relacionados com factores relacionados com o estilo de vida, em parte devido a condições existentes, e em parte através de decisões informadas e inconscientes sobre a forma como escolhem viver, Determinado. O estilo de vida depende da profissão, do nível de rendimento e do poder de compra do indivíduo, e a família desempenha um papel importante na determinação da saúde (Douglas, 2007, p. 11).

As práticas e os comportamentos de estilo de vida têm efeitos positivos ou negativos na saúde. Os actos são negativamente afectados por factores de risco, incluindo estilos de vida, alimentação excessiva ou subnutrição, sono e repouso deficientes e má higiene pessoal. Outros hábitos que colocam uma pessoa em risco incluem o tabagismo, o abuso de álcool ou de drogas, ter múltiplos parceiros sexuais e envolver-se em actividades que envolvem o risco de danos, como a escalada (Linton, 2007, p. 642).

O estilo de vida está intimamente relacionado com a saúde e a mudança num deles provoca outra mudança (Hogan, 2004, p. 372). A saúde é um objetivo universal e a base de uma vida dinâmica (Park, 2008, p. 39). Saúde significa literalmente "ser perfeito e perfeito" (Shojaei Tehrani, 2008, p. 22).

A compreensão dos factores de risco é o primeiro passo para promover a saúde e as actividades relacionadas com a educação para a saúde e a prevenção de doenças. Reformar os factores de risco do estilo de vida ou as actividades relacionadas com a promoção da saúde, a prevenção de doenças ou qualquer programa que procure alterar comportamentos pouco saudáveis pode ser considerado como uma estratégia e uma estratégia de saúde (Langstore, 2007, p. 661).

O conceito de prevenção de doenças é fundamental para a identificação de factores de risco e para a utilização de factores para identificar indivíduos em risco (Hogan, 2008, p. 364). A prevenção é uma medida de comportamento para reduzir o risco de doença ou enfermidade (Stanoven, 2007, p. 325). O estudo do modo de vida centra-se no estilo de vida e nos hábitos pessoais que afectam a saúde. Geralmente, os factores do estilo de vida são a atividade física, o comportamento nutricional, a gestão do stress e hábitos como o tabagismo, o consumo de álcool e de drogas. Os objectivos das ferramentas de estilo de vida, que proporcionam uma oportunidade para o doente examinar o impacto do seu estilo de vida atual na sua saúde, são a base para as decisões sobre os comportamentos e as condutas de estilo de vida (Kozair, 2008, p. 128).

Uma boa alimentação é um fator essencial para uma boa saúde (Stanoven, 2006, p. 90). Os investigadores sugerem que a nutrição é o único fator importante na determinação da saúde. A nutrição afecta diretamente a evolução do processo de doença, incluindo as doenças cardíacas, a diabetes e o cancro. A quantidade e a qualidade dos alimentos estão entre os determinantes mais importantes da saúde do indivíduo e da comunidade, e a manutenção de uma saúde plena é possível apesar de uma dieta equilibrada (Hogan, 2008, p. 36).

A investigação nutricional demonstrou que o risco de desenvolver muitos cancros é reduzido através da observância de uma dieta com elevados níveis de fibras e proteínas e baixos níveis de gordura e sal, e evitar o consumo de álcool e cigarros e, possivelmente, cafeína em relação à menor incidência e redução A taxa de mortalidade é devida a doenças cardiovasculares e a muitos tipos de cancros (Lost, 1389, p. 194).

Nos últimos anos, a nutrição tem recebido muita atenção, os cirurgiões americanos acreditam que 70% de todas as doenças são de origem nutricional. A má nutrição causa má congestão pulmonar, cancro, obesidade e atraso no crescimento das crianças (Kualatki, 2007, p. 65). Os hábitos alimentares devem-se a factores fisiológicos, sociais, psicológicos, ambientais e culturais que afectam os hábitos nutricionais do indivíduo (Nick Faith, 2008, p. 184). Os hábitos alimentares estão intimamente relacionados com as condições geográficas específicas, a situação económica, o nível de cultura e de crenças religiosas e o nível de influência da cultura de sociedades estrangeiras (1991, p. 88). Uma avaliação do estado nutricional implica determinar o fator de risco nutricional e as suas necessidades nutricionais específicas (Robinson, 2007, p. 6). A nutrição é um elemento-chave de um estilo de vida saudável (Mawil, 2008, p. 224).

A nutrição é um aspeto importante da saúde e, para além do seu impacto nos aspectos psicológicos, sociais, culturais e espirituais, é essencial para manter a saúde física e melhorar a aptidão física. Durante a doença, a nutrição e os regimes alimentares são uma componente essencial da sobrevivência e da saúde do indivíduo. As necessidades nutricionais do organismo variam de pessoa para pessoa, de acordo com factores como a idade, o sexo, a condição física, o estilo de vida e o ambiente físico. Os principais produtos alimentares são os hidratos de carbono, as proteínas, as gorduras, as vitaminas, as substâncias minerais e a água (Dugas, 2008, p. 245).

Ter uma dieta equilibrada pode desempenhar um papel importante no alívio e na melhoria da dismenorreia primária. Utilizar dietas que contenham vegetais e frutas frescas e evitar gorduras saturadas, alimentos velhos e enlatados pode ajudar a prevenir a síndrome pré-menstrual e as cólicas menstruais duas semanas antes da menstruação. A investigação demonstrou que evitar as carnes vermelhas, os produtos lácteos e o trigo, bem como limitar o consumo de sal, café, álcool, açúcar e consumir alimentos que contenham vitamina B1, ácidos gordos ómega 3 presentes no óleo de peixe, reduzem os sintomas da doença, ajuda (2006), o consumo de suplementos alimentares como os minerais (cálcio, zinco, potássio, magnésio) e os ácidos gordos essenciais e Wilson (2007). As vitaminas B1 e E são eficazes no alívio das dores menstruais (p. 48).

Gukhhal (2008) escreve sobre o papel da vitamina B1: Ao contrário de outros medicamentos para a dismenorreia normalmente utilizados, que apenas aliviam os sintomas da doença, tomar tiamina (vitamina B1) cura diretamente a causa da doença. Por outro lado, é um tratamento fácil e pouco dispendioso e não tem efeitos secundários (p. 227). Moretti (2006), a hidroterapia, a massagem, a medicina de pressão, o exercício e o ioga, a caminhada, a natação e a ingestão de algumas ervas como a cabeça de ovo, a hortelã-pimenta, o gengibre, o alho, a cúrcuma, a pimenta, a manga e o cominho em pó (p. 3 e 4) e Perry (2005) utilizam ervas tradicionais como a flor do Magrebe, as plantas femininas (Vitagnus) e o Dong Kwai no tratamento da dismenorreia primária.

Uma boa nutrição ao longo do ciclo de vida, especialmente a alteração da dieta por altura da menstruação, é útil para reduzir os sintomas sistemáticos associados à dismenorreia. Por isso, prestar muita atenção à dieta (como comer cereais integrais, grãos, legumes e frutas, e comer ou não comer sal, açúcar, cafeína) também é útil para algumas mulheres (Wilson, 2007, p. 32). No entanto, algumas mulheres consideram que a ingestão de cafeína pode reduzir a gravidade da dismenorreia, porque a cafeína aumenta os níveis de adenosina monofosfato uterina, o que leva a uma diminuição do tónus uterino (Ryan, 2008, p. 214).

Reduzir a ingestão de sal e açúcar durante 7 a 10 dias antes da menstruação pode reduzir a retenção de líquidos e, por conseguinte, ter um efeito benéfico. O chá de raiz de gengibre, o óleo essencial de anis, vários alimentos (feijão, fava, salmão), a ingestão de bebidas quentes e o uso de minerais como cálcio, magnésio, zinco, ferro, potássio e a ingestão de vitaminas A, B, C, D, E são recomendados para diminuir a gravidade dos sintomas e o tratamento da disenorreia (Lawrence, 2007, p. 23). Além disso, o consumo de óleo de peixe, ao modificar a produção de prostaglandinas, é eficaz na redução da dismenorreia (Pouraslami, 2008, p. 67). A utilização de diuréticos naturais como os espargos, o extrato de grainha de uva, o pêssego, a salsa e a melancia pode desempenhar um papel na redução do edema e do desconforto menstrual. A redução do consumo de carne vermelha também ajuda a reduzir os sintomas (Spireff, 2008, p. 345).

Algumas mulheres com dismenorreia primária dizem que convertem dietas com baixo teor de gordura para diminuir os seus sintomas. Num estudo de Bernard (2007, p. 2), concluiu-se que, em mulheres com dismenorreia moderada e grave, uma dieta pobre em gorduras e uma dieta vegetariana reduzem a duração da dor menstrual e reduzem a gravidade da dor. A dieta pobre em gorduras reduz a dismenorreia através do aumento das concentrações séricas de hemácias derivadas de hormonas sexualmente transmissíveis e da redução do peso corporal e do índice de massa corporal (IMC). Por outro lado, o aumento das concentrações séricas de hormonas sexuais ligadas às hormonas, em resultado de uma dieta pobre em gorduras, reduz as concentrações séricas de estrogénios, reduzindo assim a estimulação dos estrogénios no endométrio e limitando a reprodução do tecido endometrial, o que resulta numa diminuição da produção de prostaglandinas Finds. Ao fazê-lo, a quantidade de dismenorreia também diminui (Lawrence, 2008, p. 348).

Outro fator importante no tratamento da dismenorreia primária é a atividade física, que inclui o exercício, a atividade aeróbica ou qualquer tipo de exercício. Os efeitos da atividade física na dismenorreia primária estão comprovados. Por outras palavras, o exercício físico pode reduzir a dor menstrual nas mulheres que sofrem de dismenorreia. Estudos nesta área indicaram que os movimentos desportivos são eficazes no rastreio e alívio da dismenorreia e, com a sua repetição mais frequente, a quantidade de alívio da dismenorreia também será maior. Além disso, nas atletas que iniciaram o seu exercício antes da menarca, há menos dismenorreia e, nestes indivíduos, os sintomas melhorarão após a interrupção do exercício (Campbell, 2008, p. 52).

Algumas mulheres com dismenorreia primária dizem que convertem dietas com baixo teor de gordura para diminuir os seus sintomas. Num estudo de Bernard (2007, p. 2), concluiu-se que, em mulheres com dismenorreia moderada e grave, uma dieta pobre em gorduras e uma dieta vegetariana reduzem a duração da dor menstrual e reduzem a gravidade da dor. A dieta pobre em gorduras reduz a dismenorreia através do aumento das concentrações séricas de hemácias derivadas de hormonas sexualmente transmissíveis e da redução do peso corporal e do índice de massa corporal (IMC). Por outro lado, o aumento das concentrações séricas de hormonas sexuais ligadas às hormonas, em resultado de uma dieta pobre em gorduras, reduz as concentrações séricas de estrogénios, reduzindo assim a estimulação dos estrogénios no endométrio e limitando a reprodução do tecido endometrial, o que resulta numa diminuição da produção de prostaglandinas Finds. Ao fazê-lo, a quantidade de dismenorreia também diminui (Lawrence, 2008, p. 348).

Outro fator importante no tratamento da dismenorreia primária é a atividade física, que inclui o exercício, a atividade aeróbica ou qualquer tipo de exercício. Os efeitos da atividade física na dismenorreia primária estão comprovados. Por outras palavras, o exercício pode reduzir a dor menstrual nas mulheres que sofrem de dismenorreia. Estudos nesta área indicaram que os movimentos desportivos são eficazes no rastreio e alívio da dismenorreia e, com a sua repetição mais frequente, a quantidade de alívio da dismenorreia também será maior. Além disso, nas atletas que iniciaram o seu exercício antes da menarca, há menos dismenorreia e, nestes indivíduos, os sintomas melhoram após a interrupção do exercício. (Campbell, 2008, p. 52).

Num estudo realizado por Nodsen na Dinamarca, foi confirmado o efeito benéfico das dietas de baixas calorias e da perda de peso causada pela dismenorreia, pelo que, com uma perda de peso baixa e moderada (10-5% do peso atual), a gravidade da dismenorreia diminuiu significativamente. Os investigadores descobriram que as dietas de perda de peso são eficazes na redução do risco de perda de peso (2007, p. 90).

Outra pedra basilar de um estilo de vida saudável é uma atividade saudável. Uma pessoa que seja ativa ao longo da vida terá uma vida mais longa e será mais saudável do que as que são menos activas. No entanto, mais de 60% dos adultos não praticam o nível recomendado de atividade física regular e 40% deles não praticam a atividade física nos tempos livres.

A atividade física não aumenta com a idade e as mulheres são mais inactivas do que os homens. A inatividade física é um problema grave e generalizado que resulta numa carga significativa de doenças desnecessárias e morte precoce e está associada a um risco acrescido de doença coronária, diabetes de tipo 2, hipertensão e obesidade (Deut, 2007, p. 607).

Os benefícios da atividade física incluem: manter e proteger o peso adequado, baixar a pressão arterial, melhorar a ética, livrar-se da depressão, melhorar a sensação de bem-estar, reduzir o risco de diabetes tipo 2, reduzir a doença coronária e aumentar a massa óssea máxima.

Muitas provas científicas indicam que a atividade física desempenha um papel significativo na saúde física e mental. Estudos realizados demonstraram que a prática de exercício físico diminui o risco de doença coronária, cancro do clone, osteoporose e acidente vascular cerebral (Delane, 2007, p. 966).

A importância do exercício físico num estilo de vida saudável está claramente provada. Os adultos activos terão uma vida mais longa e sofrerão menos doenças das artérias coronárias, hipertensão arterial, diabetes, osteoporose, cancro e depressão. A prática regular de exercício físico melhora a saúde da fisiologia do seu corpo, melhorando a circulação sanguínea e a função cardiovascular, aumentando ou mantendo a força e a flexibilidade, mantendo a massa óssea, aumentando a tolerância à glicose, aumentando os rácios de lipoproteínas de alta densidade, diminuindo o consumo de oxigénio e a massa muscular relacionada com o envelhecimento e a redução do risco de doença arterial coronária aumenta. A importância do exercício físico no controlo do peso e na prevenção ou retardamento da osteoporose está claramente comprovada (Pips, 2009, p. 35).

A atividade física regular tem importantes benefícios para a saúde. Manter-se ativo ajuda a controlar o peso, a tensão arterial e a diabetes, que são factores de risco de doenças cardiovasculares. Além disso, protege as pessoas contra a osteoporose, mantém a força muscular e aumenta a sensação de saúde dos indivíduos. No entanto, cerca de 60% dos homens e 70% das mulheres no Reino Unido são fisicamente inactivos e sem mobilidade, o que pode quase duplicar o risco de morte causada por doença arterial coronária. (National Center Guidelines, 2008, p. 5), aumentam a atividade física média de energia, reduzem o stress e provocam um relaxamento. A atividade física é essencial no controlo de doenças crónicas, como a diabetes ou a artrite, e ajuda a controlar o peso e a reduzir a gordura corporal.

O que é certo é que muitas mulheres sofrem de dores na cintura, no abdómen, nas coxas e nas pernas durante os primeiros dias da menstruação. As mulheres acreditam que o exercício físico agrava as dores e a hemorragia menstrual e devem ter mais cuidado com as seguintes palavras do médico: "O exercício a longo prazo parece ajudar a reduzir as dores menstruais e até ser identificado". O exercício físico pode ser benéfico para reduzir os sintomas da síndrome pré-menstrual, como a fadiga, a sonolência, etc., que começa alguns dias antes do início da hemorragia menstrual. Pode beneficiar da prática de desporto. O movimento aumenta a hemorragia. Mas a prática de exercício físico não provoca hemorragias muito graves e, depois, fadiga, anestesia e anemia. Em última análise, a quantidade de sangue perdida todos os meses é constante com atividade e sem atividade, e quando se mexe e faz movimento físico, porque o seu ritmo cardíaco e o fluxo sanguíneo se tornam mais intensos, sente que a sua hemorragia também aumentou, embora a perda de sangue seja a mesma. Muitos especialistas não acreditam na interrupção da menstruação com medicamentos hormonais durante as competições desportivas, e não a aceitam, embora seja recomendada a utilização de alguns analgésicos simples para minimizar a dor durante este período (2009).

O exercício e a prática de exercício físico melhoram a saúde do sistema cardiovascular, melhoram a flexibilidade, melhoram o tónus muscular e desempenham um papel importante na prevenção e melhoria da menstruação (Rosal, 2008, p. 65). O exercício ajuda a prevenir a osteoporose e o aumento da pressão arterial, reduz o stress, aumenta a perda de peso e melhora a saúde do coração. A caminhada é um desporto que quase qualquer pessoa pode praticar e ajuda a prevenir muitas doenças. Uma caminhada de 30 minutos por dia reduz a quantidade de dores menstruais em 35% (Rosal, 2008, p. 65).

Os resultados de um estudo de coorte efectuado ao longo de 10 anos em 6.017 homens japoneses sem mobilidade mostraram que o aumento da duração da caminhada no trabalho reduz a incidência de hipertensão arterial. O autor conclui que foi evitado um caso de hipertensão em 26 homens que andaram no trabalho durante pelo menos 21 minutos, em vez de 10 minutos ou menos (National Center Guidelines, 2007, p. 5).

Um programa de exercício adequado, através do aumento do débito cardíaco e da redução da resistência periférica, reduz as contracções uterinas. Também reduz a glicose e o colesterol no sangue e melhora o sentido de auto-consciência. Exercícios como caminhar, andar de bicicleta e nadar ajudam a reduzir a dor e a aumentar a calma, reduzindo assim o stress das pessoas (Linton, 2008, 642).

Estudos mostram que o exercício regular é uma mudança importante no estilo de vida para reduzir a frequência das cólicas menstruais. Recomenda-se a aplicação gradual de exercício aeróbico durante 30 minutos, pelo menos 5 dias por semana (Burke, 2007, p. 234).

A maioria das mulheres é aconselhada a restringir ou interromper algumas das suas actividades desportivas durante a menstruação. Estas recomendações são particularmente fortes nos desportos de resistência ou nas competições fortes, e geralmente encorajam as mulheres a praticar exercício atlético durante a menstruação. Neste caso, as insuficiências do desporto durante esta época foram sempre objeto de perguntas por parte das mulheres (Cunningham, 2008).

Existem muitas questões sobre a relação entre o exercício e a atividade física com cólicas menstruais e se é permitido praticar desporto neste período. Qual a probabilidade de se confiar no aumento do risco de lesões menstruais? É possível evitar que se trate com determinados tratamentos ou alterações no exercício físico? Todos os desportos são perigosos ou não se deve praticar apenas um determinado número de desportos? Se a menstruação é eficaz na vulnerabilidade, e se a sua idade for irregular? Devo restringir as minhas actividades desportivas durante a menstruação? Ainda assim, existem preocupações sérias e graves sobre o exercício e a forma como é feito durante a menstruação (Williams, 2006, p. 342).

Alguns estudos realizados, mas nem todos, conseguiram encontrar uma relação entre o aumento do risco de lesões durante determinadas fases do ciclo menstrual. Por exemplo, num estudo publicado em 2007 pela Fugue, na Suécia, os investigadores entrevistaram 84 jogadoras de futebol e perguntaram-lhes sobre a menstruação e as lesões, tendo registado um aumento dos danos causados por lesões durante os períodos pré-menstruais e na mesma altura da menstruação.

Um outro estudo realizado no Michigan, publicado em 2006, analisou as lesões recebidas por Robat em 40 mulheres e concluiu que estas lesões ocorriam a meio de um novo ciclo. Outro estudo mais recente em corredoras revelou que a disfunção menstrual com um período de exercício mais longo estava associada a lesões músculo-esqueléticas, e este problema não estava associado a uma série temporal específica de ciclos menstruais.

O termo desporto em persa é o equivalente da palavra sports em inglês, que deriva da palavra latina dissperter (que significa entreter a pessoa com exercícios físicos). A organização UNESCO considera o desporto uma atividade física que tem como caraterística o jogo e exige a luta contra si próprio ou contra outros, e o encontro com fenómenos naturais (Ariafer, p. 9).

O exercício e a atividade física são eficazes no desconforto particular das mulheres que estão periodicamente envolvidas em qualquer ciclo menstrual. Como escreve Johnson (2009, p. 34): Estudos epidemiológicos têm demonstrado que a gravidade dos sintomas menstruais em mulheres atletas, é muito menor do que em mulheres não atletas.

Os mecanismos fisiológicos que, durante o exercício, melhoram os sintomas da menstruação, foram comprovados. O exercício físico, ao aumentar a dilatação vascular e, assim, reduzir a isquemia, a libertação de endorfina e p-endorfina (alívio da dor não específica a curto prazo), a inibição das prostaglandinas e o aumento do fluxo sanguíneo pélvico, resultando na diminuição da congestão pélvica e no aumento dos níveis de estrogénio-estradiol como resultado da diminuição da função endometrial proliferativa, pode aliviar a dor da menstruação (Loader, 2007, p. 345).

Num estudo realizado por Dasc (2008, p. 20), com o objetivo de determinar o papel dos exercícios intensos (voleibol, basquetebol e corrida) nos ciclos menstruais de mulheres atletas, observou-se que a taxa de dismenorreia nas atletas era 2 vezes menor do que no grupo de controlo. Além disso, alguns estudos demonstraram que, em muitas mulheres atletas, a prática de desportos de alta intensidade na altura da menstruação intensifica a dismenorreia, o que pode dever-se ao aumento da tensão muscular e, consequentemente, à redução do fluxo uterino. Embora muitos estudos tenham demonstrado que a atividade física, em particular a atividade ligeira, é uma causa para o alívio da dor menstrual (Cunningham 2008, p. 890).

Os resultados de investigações conduzidas por Israel em 2007 sobre 36 estudantes do sexo feminino que sofriam de dismenorreia primária que fizeram exercício aeróbico durante 12 semanas, e uma nova investigação levada a cabo por Manduk em 2006, sobre 302 raparigas do ensino secundário, estudos conduzidos por Landquist em 2007, sobre 101 estudantes que completaram 15 semanas de exercício e um estudo conduzido por Hubble em 2008 sobre 53 estudantes que fizeram exercício regular durante 20 semanas mostraram efeitos positivos do exercício sobre a dismenorreia primária (P. 12).

A fisiologia do efeito do exercício nas queixas menstruais inclui: Desequilíbrio no eixo hipotálamo-hipófise-ovário devido ao stress do exercício ou à perda de peso e melhoria do metabolismo pélvico e do fluxo sanguíneo durante o exercício e libertação de beta-endorfina, que é um beta-analgésico não específico e alivia a dor. Hubble, 2008, p. 909).

Um inquérito realizado por Herthor (2006) a 41 mulheres californianas mostrou o efeito do exercício na dismenorreia primária, tendo concluído que o exercício reduziu a gravidade da dismenorreia primária. De acordo com este estudo, uma média de 2 vezes de exercício por semana está associada a níveis mais baixos de dor menstrual (P. 25-25).

Estudos efectuados pelo Laboratório 2005 em 764 atletas italianas demonstraram igualmente o efeito do exercício físico na dismenorreia primária e constataram que
mesmo a prevalência de dismenorreia primária em atletas que iniciaram a sua atividade aeróbica numa idade precoce é menor (P. 110).

Por isso, educar as jovens sobre os efeitos benéficos da atividade física, mesmo durante a menstruação, pode ser útil para uma vida saudável. Entre outros métodos que as doentes com dismenorreia primária podem utilizar para aliviar a dor incluem-se o repouso no leito, a utilização de meias para as coxas e tornozelos inchados, medicamentos à base de plantas, métodos neurofisiológicos e a utilização de pomada de nitroglicerina como cola na pele abdominal (Beckmann, 2007, p. 132).

Além disso, estudos realizados mostraram que a cessação do tabagismo em fumadoras com dismenorreia reduz a dismenorreia. O tabagismo está associado a um aumento da duração das hemorragias, a um aumento da quantidade de hemorragias diárias e a um aumento da duração da dismenorreia, especialmente nas fumadoras obesas (Horsby, 2008, p. 123).

O equilíbrio entre o sono, o repouso e a atividade é importante para melhorar a saúde do seu corpo. A taxa de horas de sono recomendada para adultos é de 8-6 horas por noite. Embora algumas pessoas sofram alterações nos padrões e necessidades de sono na meia-idade (Hertha, 2009, p. 225), o sono e o descanso são essenciais para a saúde. O sono é uma das necessidades básicas do ser humano e um processo biológico comum e público em todas as pessoas, e o descanso é uma sensação de tranquilidade, expansão sem stress emocional e ausência de ansiedade (Kozair, 2007, p. 1114). Na sociedade moderna, estima-se que os adultos dormem 1,5 horas por noite, menos do que os adultos do início do século XX. Num estudo recente, os investigadores descobriram que as pessoas que procuravam restringir o seu sono em 4 horas por noite durante uma semana apresentavam níveis de cortisol mais elevados ao meio-dia e a atividade do seu sistema nervoso simpático aumentava e tinham níveis de glicose no sangue mais elevados depois de comer do que em condições de repouso (Glaun, 2008, p. 1333).

Relaxamento é sinónimo de repouso ou descanso, e implicitamente é o alívio do stress emocional e do desconforto físico, e não significa necessariamente imobilização, e para uma pessoa cujo trabalho é mais sedentário, caminhar e nadar é considerado como uma pausa, e para alguém que durante o dia tem atividade física, ver televisão e estudar é um descanso O sono é vital para o crescimento e a saúde. A sonolência e a atividade física são reduzidas durante o sono? (Duggas, 2009, p. 504). O sono e o descanso são componentes importantes e essenciais da saúde. (Taylor, 2005, p. 1175), e o corpo precisa de sono e repouso adequados para uma saúde máxima.

A redução da qualidade ou quantidade de sono afecta as actividades diárias e causa problemas noutros aspectos da vida (Douglas, 2009, p. 510). Vários factores físicos e mentais podem afetar a capacidade de dormir e descansar, entre os quais a idade, os hábitos pessoais, o uso de drogas, o stress emocional, a nutrição e o exercício físico. Além disso, os factores ambientais e as sensações de conforto ou desconforto afectam a capacidade da pessoa para dormir e descansar (Douglas, 2009, p. 505).

Naturalmente, a dor é um fator restritivo do sono e do repouso, e é problemática para muitos doentes. Cada pessoa necessita de determinados períodos de relaxamento e de menor atividade, para que o seu corpo consiga recuperar energia e rejuvenescer. A necessidade de sono e de repouso varia em função da idade, do nível de evolução, do estado de saúde, do nível de atividade e do nível cultural. Na maioria das pessoas, a dor e o sono interrompido estão intimamente relacionados. Segundo um estudo efectuado por Friedman em 2007, 50% a 70% dos homens que sofrem de dores menstruais sofrem de perturbações do sono e, por outro lado, as perturbações do sono reduzem a tolerância à dor e agravam a dor (Lander, 2007, p. 942). Os estudos mostram que todas as alterações dos padrões de sono ou do tempo de sono podem ser um fator desencadeante do aparecimento de dores menstruais, mesmo quando a duração do sono é fixa, mas o tempo de sono e de despertar foi alterado (Rapoport 2005, p. 31).

As prostaglandinas, por si só, não são um fator importante no desenvolvimento da dismenorreia e na sua persistência, e o senso comum dos psicólogos é que esta justificação é insuficiente para causar dismenorreia, pelo que a menstruação pode ser afetada por factores mentais e de stress, e a dismenorreia pode ser sentida na pessoa, teme-se a sensação do início da próxima menstruação ao longo do período, pelo que a saúde mental do indivíduo fica gravemente comprometida entre a menstruação e leva à ansiedade e angústia da pessoa afetada (Nelson, 2008, p. 125). Por outro lado, do ponto de vista psicológico, a dismenorreia primária é a perturbação psiquiátrica mais comum nas mulheres (Manachem, 2006, p. 34). Assim, todas as mulheres, durante os seus períodos dolorosos, apresentam sintomas semelhantes. Por vezes, a dor é uma forma de dor de parto, que ocorre em simultâneo com a pressão sobre os coágulos sanguíneos, ou é uma cólica mensal, que é a forma mais prevalente de dismenorreia primária, e que pode ser acompanhada de dores abdominais e de dores de cabeça. Uma vez que a dor pode ter um diagrama em espiral (dor → dor → dor e ansiedade → dor), a dor pode muitas vezes ter um ciclo de recorrência (dor → medo → tensão → alívio da dor) (Fathi, 2008, P. 17). As tensões naturais da vida quotidiana conduzem frequentemente a tensões no corpo. (Sierz, 2008, p. 234).

O stress é, de facto, a mesma resposta fisiológica do corpo humano ao stress, resposta essa que se manifesta na ansiedade e no medo. Estas ansiedades estimulam os nervos simpáticos e provocam a contração muscular nos seres humanos de forma ocasional ou contínua, sendo que o resultado destas contracções é também a criação de dor (Horsby, 2006, p. 45). Por conseguinte, as implicações mentais conduzem frequentemente ao stress físico, estabelecendo-se um anel defeituoso e a ansiedade e a tensão intensificam-se mutuamente, o que agrava o estado do indivíduo. Por conseguinte, nas pessoas com dismenorreia primária, a personalidade e a sensibilidade individual à menstruação e à dor menstrual que ocorre todos os meses conduzem a um medo inconsciente
e ansiedade, que afecta o sistema nervoso simpático e provoca contracções abdominais e lombares. Contínuas ou não, e estas contracções na altura marcada, nomeadamente o período menstrual, provocam dores menstruais (McCafferry, 2009, p. 67).

O stress físico e psicológico é natural e frequentemente acompanhado de mudanças. Por vezes, o stress é benéfico porque faz com que uma pessoa se esforce para atingir os seus objectivos e alerta para o perigo, e por vezes o stress é prejudicial e interfere com a homeostase do corpo. Os factores físicos que causam o stress incluem lesões, doenças e perturbações, e os factores psicológicos causam o stress, incluindo o medo, a ansiedade, a crise, os acontecimentos e a mudança. O stress não é um acontecimento mental ou físico real, mas é a nossa reação aos acontecimentos (Kooleski, 2008, p. 68).

O stress e qualquer excitação, se forem graves e prolongados, constituem um fator de risco (Kokro, 2006, p. 5). No entanto, em caso de stress grave ou prolongado, e se uma pessoa for incapaz de se adaptar aos acontecimentos da vida, o stress é considerado um potencial fator de risco. O stress pode ser um fator de risco para o estilo de vida e pode interferir com a atividade de promoção da saúde e com a capacidade de a pessoa funcionar na modificação do estilo de vida. Os factores de stress emocional resultam de acontecimentos da vida, como o divórcio, a gravidez, a morte do cônjuge ou de um membro da família, e os factores de stress no trabalho podem afetar as competências cognitivas da pessoa e a sua capacidade de tomar decisões, conduzindo ao atraso mental e à exaustão (Potter e Perry, 2005, p. 99).

Existe muito conteúdo sobre o impacto do stress na saúde física e mental. Holmes apresenta um índice de mudança de vida que é uma ferramenta para determinar e avaliar uma série de valores de eventos de vida. Os estudos mostram que uma pontuação elevada indica a possibilidade de um aumento da incidência de doenças numa pessoa (Kozair, 2008, p. 131 e 132).

Muitos estudos mostram a relação entre o stress e as dores associadas à menstruação dolorosa. Uma das formas de reduzir a dor é eliminar o stress diário dos seres humanos. O relaxamento é uma capacidade de adaptação às reacções induzidas pelo stress e provoca uma alteração no ciclo "ansiedade-stress-dor", reduzindo assim diretamente ou eliminando a dor (Mehrabi, 2008).

Por isso, a dessensibilização significa que a eliminação do stress é o método mais eficaz, e a forma mais prática e eficaz de lidar com o stress é o relaxamento dos músculos voluntários do nosso corpo, através do qual podemos influenciar total e globalmente o nosso sistema psicofísico e, por fim, eliminar a tensão. É fácil quebrar a fase de tensão no modelo em espiral da dor e, ao relaxar o corpo, é possível ultrapassar lentamente a fase de stress, reduzindo assim o medo e a ansiedade (Identity, 2008, p. 12).

Estudos recentes demonstraram que a terapia comportamental pode reduzir a ansiedade através da redução do stress, da dieta ou de mudanças no estilo de vida e do ensino de pensamentos positivos, quebrando assim a fase de stress no mecanismo em espiral da dor e reduzindo a dor dismenorreica. Os efeitos manter-se-ão até seis meses após o tratamento (Christensen, 2008, p. 89).

2-2- Uma análise dos estudos **efectuados**

2-2-1- Um estudo semi-experimental

Um estudo semi-experimental e em dupla ocultação realizado em 2008 por Penn por Gukhhal, intitulado The Effect of Vitamin B1 on Primary Dysmenorrhea (O Efeito da Vitamina B1 na Dismenorreia Primária), foi realizado com o objetivo de determinar o efeito da vitamina B1 na dismenorreia primária em 454 mulheres com idades compreendidas entre os 12 e os 21 anos que foram selecionadas aleatoriamente. Os sujeitos foram divididos em dois grupos; o primeiro grupo 227 pessoas (receberam cápsulas de vitamina B1 de 1.100 mg diariamente durante 90 dias, depois receberam cápsulas de placebo durante 60 dias), e o segundo grupo 227 pessoas (primeiro, durante os primeiros 60 dias, cápsulas de placebo e depois cápsulas de vitamina B1 receberam 100 mg durante 90 dias. Os dados foram recolhidos observando a reação das pessoas através da folha de observação em cinco ciclos menstruais.

Neste estudo, foram utilizadas estatísticas descritivas e inferenciais, e foi determinado que no primeiro grupo, no primeiro ciclo de menstruação, 18,8%, no segundo ciclo, 55,25%, no terceiro ciclo 84,81%, no quarto ciclo 89,47% e no quinto ciclo, 88. 21% foram tratados. Enquanto no segundo grupo, não foram observadas alterações no primeiro e segundo períodos menstruais, mas no terceiro ciclo, 36,32%, no quarto ciclo 73,28% e no quinto ciclo 89,52%, foram tratados. Assim, verificou-se que a vitamina B1 tem sido utilizada para aliviar a dismenorreia inicial, e mesmo este efeito persistiu até dois meses após o tratamento.

2-2-2- Um estudo analítico

Em 2007, foi realizado um estudo analítico por Hyttor, na Califórnia, intitulado "Comparação da dor e das queixas relacionadas com a menstruação dolorosa precoce com o objetivo de comparar a dor e as queixas menstruais iniciais em 40 mulheres com idades compreendidas entre os 14 e os 41 anos". Os sujeitos foram divididos em dois grupos, um de casos e outro de controlo, sendo o grupo de casos constituído por 20 pessoas (que praticavam exercício físico pelo menos 1-2 vezes por semana) e o grupo de controlo por 20 pessoas (que praticavam exercício físico menos de uma vez por semana ou que não praticavam qualquer exercício), tendo as amostras sido selecionadas aleatoriamente. 78% do grupo de estudo praticavam caminhada e corrida lenta como o exercício mais praticado e 83%, para além da caminhada e da corrida lenta, praticavam ciclismo, natação e participavam em aulas de desporto. O instrumento de recolha de dados foi uma folha de registo de dados que foi preenchida diariamente durante 2 ciclos de menstruação. Nesta investigação, foi utilizada a estatística descritiva e inferencial. Verificou-se que a gravidade da dor no grupo de estudo foi de 34,54% e no grupo de controlo foi de
58.29%. Por conseguinte, verificou-se que a gravidade da dor no grupo de casos (atleta) era significativamente inferior à do grupo de controlo.

2-2-3- Um meio-experimento

Em 2008, Harlem realizou um estudo semi-experimental e de dois estudos em Ohio, intitulado "O estudo do efeito dos ácidos gordos insaturados ómega 3 (óleo de peixe) na dismenorreia primária", com o objetivo de determinar o efeito dos ácidos gordos insaturados na dismenorreia primária em 42 raparigas com idades compreendidas entre os 18 e os 15 anos, selecionadas aleatoriamente. Os sujeitos foram divididos em dois grupos; o primeiro grupo era constituído por 21 pacientes (que usaram cápsulas de óleo de peixe 2 vezes por dia durante 2 meses e depois placebo durante 2 meses) e o grupo de controlo por 21 pessoas (primeiro, durante os primeiros

2 meses, receberam uma cápsula de placebo e depois usaram uma cápsula de óleo de peixe durante 2 meses). As informações através de um questionário que examinava a ocorrência de dismenorreia e sua gravidade e seus sintomas, e assim por diante, por amostras foram preenchidas no início do estudo e, em seguida, em cada ciclo. Nesta investigação, foram utilizadas estatísticas descritivas e inferenciais e determinou-se que em 68% dos casos as utilizadoras de óleo de peixe, relataram efeitos terapêuticos elevados. Por conseguinte, verificou-se que a ingestão de óleo de peixe ou de ácidos gordos insaturados ómega 3 provoca o alívio da dismenorreia primária.

2-2-4- Um estudo de investigação

Um estudo realizado por Jonathan na América do Norte em 2012, intitulado "Qualidade de vida dos jovens com problemas menstruais e identificação dos factores envolvidos nesta área", foi revisto com o objetivo de determinar a qualidade de vida dos jovens e os problemas menstruais.

Neste estudo, 184 raparigas preencheram os questionários. A sua idade média era de 15,10 ± 1,49 anos, com um IMC médio de 22,83 ± 4,22. O problema mais frequente foi a dismenorreia (38,8%), sendo que (36,6%) têm hemorragias graves (19,6%). Oligomenorreia e (8,2%) amenorreia. Neste estudo, as jovens com dismenorreia tinham uma melhor capacidade de desempenho em funções físicas do que as que tinham amenorreia. O estilo de vida dos pais, a ansiedade dos pais, os seus comportamentos de saúde e o seu IMC influenciaram efetivamente o estilo de vida das pessoas. A taxa de base da dor foi avaliada pela escala VAS. De acordo com esta escala, a gravidade da dor foi classificada de 0 a 10. Como resultado, que durante o estudo, 75% dos pacientes com mudanças significativas no estilo de vida (P <0/005), tiveram melhorias significativas no alívio da dor e 25% deles, não relataram qualquer melhoria. No total, observou-se um aumento significativo da função física, do sentido geral de saúde, da energia e vitalidade, da função social e da saúde física (p <0/005).

2-2-5- Investigação iraniana

Em 2008, Maryam Eshaghi realizou um estudo intitulado Effect of Rapid Walk on Primary Dysmenorrhea (Efeito da marcha rápida na dismenorreia primária), com o objetivo de determinar o efeito da marcha na dismenorreia primária em estudantes do sexo feminino da Universidade de Ciências Médicas de Mashhad. Neste estudo de ensaio clínico, foram avaliados dois grupos de 45 estudantes em dois grupos de exercício e controlo. A população da investigação era constituída por todas as estudantes do sexo feminino da faculdade de enfermagem e obstetrícia. O grupo de intervenção realizou o exercício durante três períodos menstruais consecutivos, nos primeiros três dias, durante meia hora. O instrumento de recolha de dados foi uma escala visual analógica, um questionário demográfico, o estado menstrual, um formulário de registo de dados pré-exercício e um formulário de registo de dados pós-exercício para a dismenorreia. Os dados foram analisados utilizando o software SPSS (versão 19), o teste t independente, o teste t emparelhado, o teste de Mann-Whitney e o teste de Wilcoxon. O valor de p menor que 0,05 foi considerado significativo.

De acordo com os resultados deste estudo, a idade média das unidades de investigação foi de 20,44 anos, a duração média da dismenorreia foi de 2,49 dias em cada período e a duração média da hemorragia foi de 6,96 dias. Os dois grupos estudados foram equiparados em termos de intensidade média da dor antes da intervenção, mas houve uma diferença significativa após a intervenção. Houve uma diferença estatística significativa na média da intensidade da dor nas raparigas do grupo de exercício antes e depois da intervenção, mas esta diferença não foi observada no grupo de controlo. O resultado do facto de caminhar rapidamente durante meia hora nos primeiros 3 dias da menstruação levou a uma diminuição da gravidade da dor dismenorreica primária.

2-2-6- Um estudo descritivo-analítico

Num estudo descritivo-analítico efectuado por Hamid Ghasemi em 2010, intitulado "Study the Effect of Physical Indicators", com o objetivo de determinar o efeito dos indicadores físicos na dismenorreia primária, em 388 estudantes das Ciências Médicas de Ahwaz, que estavam dispostas a participar no estudo e que, após a obtenção do consentimento escrito, foram incluídas no estudo. A dimensão da amostra foi calculada utilizando a fórmula de determinação da dimensão da amostra para variáveis quantitativas e a amostragem por grupos aleatórios.

A recolha de dados demográficos e a idade da menarca, a duração da menstruação (dia), o intervalo entre menstruações (dia), a duração da dismenorreia em cada período menstrual (dia e hora) foram efectuados através de um questionário. Foram excluídas do estudo as mulheres que tomavam o medicamento, que tinham antecedentes de doença crónica e doença inflamatória pélvica, ou sintomas como ardor, comichão, corrimento ou períodos menstruais irregulares.

Os índices antropométricos, incluindo a altura em cm com uma precisão de 1 cm, o peso em kg com uma precisão de 0,1 kg, a circunferência da cintura e a circunferência da anca em cm com uma precisão de 1 cm, foram medidos por indivíduos treinados e, em seguida, foi calculada a relação cintura/quadril, a relação cintura/quadril Altura e o IMC (peso em quilogramas dividido pela altura ao quadrado). A gordura corporal foi medida em percentagem e em kg (com uma precisão de 0,01).

Para determinar a prevalência e a gravidade da dor dismenorreica em toda a população estudada, foi utilizada a escala de avaliação visual da dor (EVA). Este instrumento é um padrão e a sua validade e fiabilidade foram comprovadas em vários estudos. Neste método, o doente é treinado para marcar a intensidade da sua dor numa régua de 10 cm. O início da régua significa sem dor e o fim da régua significa dor intensa. De acordo com este critério, as pessoas dividem-se nos grupos sem dor (zero), com dor ligeira (1-3), moderada (7-4) e grave (10-8).

A análise estatística dos dados foi efectuada utilizando o software estatístico 17SPSS v. As estatísticas descritivas para as variáveis quantitativas foram apresentadas como média e desvio padrão, frequência relativa e frequência absoluta, e intervalo de alterações. O coeficiente de correlação de Pearson foi utilizado para examinar a relação entre as variáveis e p <0,05 foi considerado significativo.

2-2-7- Ensaio clínico iraniano

Em 2010, Farzaneh Jafarnejad, da Universidade de Ciências Médicas de Mashhad, realizou um estudo intitulado "Estudar o efeito da caminhada na gravidade da dor dismenorreica primária em mulheres com o objetivo de influenciar a caminhada na dismenorreia primária". Neste estudo de ensaio clínico, foram estudados dois grupos de 45 estudantes em dois grupos de exercício e controlo. A população de investigação incluiu todas as estudantes do sexo feminino da faculdade de enfermagem e obstetrícia. O grupo de intervenção do exercício foi efectuado nos três períodos menstruais consecutivos, nos primeiros três dias, durante 0,5 horas. O instrumento de recolha de dados incluiu uma escala visual analógica da dor, um questionário de dados pessoais, um perfil da menstruação, um formulário de registo de dados pré-exercício e dados pós-exercício relativos à dismenorreia. Os dados foram analisados utilizando o software SPSS, o teste t independente e os testes T-pareado, Mann-Whitney e Wilcoxon. A significância foi considerada menor que 0,05.

De acordo com os resultados deste estudo, a idade média das unidades estudadas foi de 20,74 anos, a duração média da dor em cada período foi de 2,49 dias e a duração média da hemorragia foi de 6,96 dias. Os dois grupos foram equiparados quanto à intensidade da dor antes da intervenção, mas houve uma diferença significativa após a intervenção. Houve uma diferença significativa entre os dois grupos em termos de intensidade da dor no grupo de controlo antes e depois da intervenção, enquanto não houve diferença no grupo de controlo.

Os resultados do estudo mostram que os exercícios de caminhada rápida ao ritmo de 0,5 horas nos primeiros 3 dias da menstruação levam a uma redução da gravidade da dor da dismenorreia primária.

2-2-8- Investigação iraniana com o objetivo do efeito da aromaterapia na Dismenorreia Primária

8 Num estudo realizado por Maryam Rajabi na Universidade de Ciências Médicas de Arak em 2011, intitulado "O efeito da aromaterapia na dismenorreia primária", com o objetivo de determinar o efeito da aromaterapia na dismenorreia primária em 108 estudantes com dismenorreia primária. As amostras foram selecionadas aleatoriamente e depois divididas em três grupos: Massagem de pessoas com óleo de amêndoas, massagem simples e massagem com uma mistura de óleo essencial de alfazema e hortelã-pimenta desde uma semana antes do período menstrual até ao momento em que a dor existe, que receberam durante dois ciclos. Durante o primeiro, segundo e terceiro dias, os sujeitos registaram a maior intensidade de dor durante o primeiro, segundo e terceiro dias dos ciclos, de acordo com a escala visual. Os resultados da experiência indicaram que existia uma diferença significativa na intensidade da dor no primeiro, segundo e terceiro dia da menstruação entre os três grupos (P = 0,038), diferença essa que estava relacionada com o grupo da massagem única e da aromaterapia (P = 0/014). O resultado é que a aromaterapia reduz a gravidade da dor da dismenorreia primária.

2-2-9- Estudo transversal descritivo iraniano

9. De acordo com um estudo realizado por Zahra Mellesh em 2009, intitulado "The Study of the Relationship between Primary Dysmenorrhea and Food habits and Exercise with the Purpose of Determining the Relationship between Primary Dysmenorrhea and Food habits and Exercise in 200 High School Girl Students in Zahedan City" (Estudo da relação entre a dismenorreia primária e os hábitos alimentares e de exercício físico em 200 alunas do ensino secundário na cidade de Zahedan). Neste estudo descritivo transversal, as estudantes foram selecionadas por

amostragem por grupos. Para a recolha de dados, foi utilizado um instrumento elaborado pelo investigador e uma escala de acuidade visual. Os resultados deste estudo indicaram que a prevalência de dismenorreia era de 91%. A gravidade da dismenorreia teve uma correlação negativa significativa com o consumo de peixe e frutos secos, e teve uma correlação direta significativa com o consumo de pickles, carne e produtos lácteos (p <0,01) e houve uma diferença significativa na gravidade da dor entre as estudantes que tinham o hábito de fazer exercício e as que não faziam exercício (p <0/05).

Capítulo 3
Metodologia

Este capítulo inclui o método de investigação e considerações morais. A informação sobre a investigação inclui:

> Tipo de investigação
> Comunidade de investigação
> Amostra de investigação
> Ambiente de investigação
> Amostragem
> Especificações das unidades de investigação
> Critérios de remoção de amostras
> Métodos e instrumentos de recolha de dados
> Caraterísticas do instrumento de recolha de dados
> O tipo e as caraterísticas dos dados de investigação
> O método de análise de dados

3-1- Tipo de investigação

O presente estudo é um estudo descritivo-correlacional para investigar a relação entre o estilo de vida e a menstruação dolorosa primária em enfermeiras que trabalham em hospitais de ciências médicas em Mashhad.

3-2- Comunidade de investigação

A população-alvo deste estudo foi constituída por todas as enfermeiras que trabalham em hospitais filiados na Universidade de Ciências Médicas de Mashhad e que sofrem de dismenorreia primária.

3-3- Amostra de investigação

Neste estudo, os enfermeiros que trabalham em hospitais de ciências médicas de Mashhad, com base na consulta do professor de estatística, foram distribuídos aleatoriamente por 92 pessoas.

3-4- Área de investigação

O ambiente de investigação neste estudo são os hospitais afiliados da Universidade de Ciências Médicas de Mashhad.

3-5- Amostragem

A amostragem neste estudo foi efectuada de forma aleatória. Todos os enfermeiros que trabalham no Mashhad Medical Sciences Hospitals e que cumpriam os critérios de admissão da amostra foram selecionados com base no tamanho da amostra.

$$n: \frac{t\,p\,(1-p)}{d}$$

3-6- Especificações das unidades aceites

3-6-1- Critérios de aceitação de amostras

J Ser solteiro
J Dismenorreia primária
J Não ter conhecido a doença física e mental

3-6-2- Critérios de amostragem:

J Não querer continuar a investigação por qualquer razão

3-7- Recolha de dados

O método de recolha de dados no projeto de investigação deste investigador foi apresentado no ambiente de investigação e os enfermeiros qualificados foram convidados a participar na investigação. Depois de explicar o objetivo da investigação e a forma de participar na mesma, e a sua satisfação, preencheram o questionário e recolheram as informações necessárias à ação.

Instrumento de recolha de dados Neste estudo, foi utilizada uma escala visual de intensidade da dor e um questionário elaborado pelo investigador, que incluía 2 secções, a primeira parte contendo 16 perguntas sobre caraterísticas demográficas e a segunda parte relacionada com o estilo de vida, incluindo três secções (a primeira parte relacionada com a situação nutricional e os hábitos alimentares tem 25 perguntas, a segunda parte relacionada com o estado do exercício e o exercício, tem 4 perguntas, e a terceira parte diz respeito ao estado do sono e do repouso, com 13 perguntas.

3-7-1- Caraterísticas do instrumento de recolha de dados

3-7-1-1- Validade científica (Validade)

Nesta investigação, a validade do conteúdo é utilizada para avaliar a validade da validade (validade). A validade descreve a utilidade de um instrumento para o conteúdo que está a ser utilizado (Yang Brookope, 2009, p. 55).

Nesta investigação, foram selecionadas 10 amostras da amostra de investigação que tinham as caraterísticas das unidades em estudo e foram recolhidas em duas fases, 10 dias, através de um questionário, e depois foi determinada a correlação entre os resultados das duas fases e a sua consistência interna com a utilização do coeficiente alfa de Cronbach de 75% foi aprovada pelo professor de estatística. Entretanto, este número de amostras foi eliminado.

3-7-1-2-Determinação da confiança (fiabilidade)

Nesta investigação, de acordo com a opinião do professor de estatística, o método de teste foi reutilizado. A retroatividade de um instrumento reflecte a alteração das respostas dos participantes ao longo do tempo (Hatsing, 2008, p. 132).

3-7-2- Como utilizar a expressão de recolha de dados

Depois de determinar a validade e a fiabilidade da investigação para esta investigação com a presença de um nomeado do presidente da Faculdade de Enfermagem e Obstetrícia da Universidade Islâmica Azad, Ramo Médico de Teerão, e apresentado ao vice-reitor de investigação da Universidade de Ciências Médicas de Mashhad e licenciado, referindo-se aos ambientes de investigação. Ao obter autorização das autoridades hospitalares para aceder às amostras através da seleção de amostras aleatórias, a amostra é completada aleatoriamente e, com a explicação dos objectivos da investigação e a obtenção do consentimento informado, é-lhes pedido que preencham o questionário.

3-7-3- Tipos e especificações de dados de investigação

Uma variável é uma propriedade que muda e é uma caraterística de um indivíduo, coisa ou fenómeno que é visível e mensurável, e dois ou mais valores ou números podem ser substituídos. As variáveis podem ser classificadas em variáveis qualitativas e quantitativas, independentes e associadas, interferentes, perturbadoras ou indesejadas, subjectivas ou compostas (Hejazi, 2007, p. 51 e 55).

Os dados desta investigação são qualitativos e quantitativos e incluem variáveis independentes e dependentes. As variáveis desta investigação baseiam-se no número de grupos de investigação.

> Variável independente: estilo de vida
> Variável dependente: intensidade da dor e duração da dor menstrual
> Dados qualitativos: tipo de alimentação, tipo de atividade, qualidade do sono e do repouso
> Dados quantitativos: Idade, peso, altura

3-7-4- Método de análise dos dados da investigação

Depois de recolher a informação, o investigador depara-se com um monte de informação em bruto que tem pouca ou nenhuma análise estatística. Os métodos de análise de dados são uma forma de organizar e resumir os dados (Abed Saeedi, 2005, p. 124). O software SPSS e a estatística descritiva (demográfica e inferencial) foram utilizados para analisar os dados estatísticos.

3-8- Considerações éticas

> Receber uma Carta de Intenções do Departamento de Enfermagem da Faculdade de Obstetrícia da Universidade Islâmica Azad, Ramo Médico de Teerão, Teerão, Irão.
> Aceitar a autorização das autoridades hospitalares para efetuar investigação.
> Para garantir a confidencialidade das unidades de investigação.
> Satisfação das unidades de investigação em participar no estudo.
> Explicar o objetivo da investigação para todas as unidades de investigação.
> Se as unidades são livres do ponto de vista da empresa ou da falta de participação na investigação.
> Fornecer os resultados desta investigação às unidades em estudo.

Capítulo 4
Resultados da investigação

Neste capítulo, a fim de atingir os objectivos da investigação, a informação obtida após a análise estatística é compilada em 22 quadros. Os quadros 14-1 referem-se aos dados demográficos dos enfermeiros que trabalham em hospitais de ciências médicas em Mashhad.

4-1- Resultados e quadros

Os quadros 18-15 foram elaborados para atingir o segundo objetivo do estudo (1-2), ou seja, o estudo dos padrões nutricionais e dos hábitos alimentares.

A Tabela 19 mostra o objetivo do segundo estudo (2-2) de avaliar a atividade física e o exercício nos enfermeiros.

Quadro 20: o objetivo da segunda investigação (2-2) é determinar a quantidade de sono e de repouso nas amostras da investigação. O quadro 21 é utilizado para estudar o segundo objetivo da investigação (2-4), a fim de obter informações sobre a quantidade de exposição ao stress nas unidades fornecidas.

A Tabela 22 apresenta a relação entre o estilo de vida e a dismenorreia primária em enfermeiras que trabalhavam nos Hospitais de Ciências Médicas de Mashhad no ano de 92.

Tabela 1: Distribuição da Frequência Absoluta e Relativa das Unidades de Investigação nos Hospitais de Ciências Médicas de Mashhad em 2011 por idade.

Abundância (Idade a ano)	Número	Percentagem
20-22	28	22
80-82	88	86
40-42	6	2
Total	22	000
Média		29.89
Desvio do critério		0.28

A tabela acima mostra que a percentagem mais elevada de unidades estudadas (57%) se situa no grupo etário dos 20-29 anos e que a percentagem mais baixa das unidades (7%) se situa no grupo etário dos 40-44 anos. A média e o desvio-padrão são 29,98 e 1,73, respetivamente.

Tabela 2: Distribuição da frequência absoluta e relativa das instituições de investigação empregadas nos hospitais afiliados da Universidade de Ciências Médicas de Mashhad em 2009, em termos de peso.

Abundância (Peso)	Número	Percentagem

Menos de 50 kg	4	8
59 a 50 kg	80	82
69 a 60 kg	46	20
Mais de 70 kg	00	02
Total	22	000
Média	60.22	
Desvio de criação	2.86	

O quadro acima mostra a percentagem mais elevada de unidades de investigação (50%) com um peso de 69-60 kg. A média e o desvio padrão são 61,95 e 2,36, respetivamente.

Tabela 3: Distribuição da frequência absoluta e relativa das unidades de investigação empregadas nos hospitais afiliados à Universidade de Ciências Médicas de Mashhad em 1992, em termos de altura.

Abundância (Altura)	Número	Percentagem
Menos de 150 cm	0	0
160 - 150 cm	28	23
Mais de 160 cm	83	40
Total	22	000

Média	159.02	
Desvio de criação	1.64	

O quadro acima mostra que a maior percentagem de unidades de investigação (58%) tem uma altura de 160-150 cm. A média e o desvio-padrão são 159,02 e 1,64, respetivamente.

Quadro 4: Distribuição da frequência absoluta e relativa das unidades de investigação empregadas em hospitais filiados na Universidade de Ciências Médicas de Mashhad em 2009 em termos de horas de trabalho por dia.

Abundância (Taxa de horas de trabalho)	Número	Percentagem
Menos de 8 horas	82	82
8 a 16 horas	60	62
Total	22	000
Média	9.21	
Desvio de criação	0.61	

O quadro acima mostra que a maior percentagem de indivíduos (65%) trabalha entre 16 e 8 horas por dia. A média e o desvio padrão são 9,21 e 0,61, respetivamente.

Tabela 5: Distribuição da abundância absoluta e relativa de unidades de investigação em hospitais filiados na Universidade de Ciências Médicas de Mashhad em 1992 em termos de horas trabalhadas em casa.

Abundância (Taxa de trabalho por hora em casa)	Número	Percentagem
Menos de 2 horas	00	00
2-4 horas	22	64
Mais de 4 horas	28	22

Total	22	000
Média		3.28
Desvio de criação		0.29

O quadro acima mostra que a maior percentagem de unidades de investigação (64%) trabalha em casa de 2 a 4 horas. A percentagem mais baixa de unidades de investigação (11%) passa menos de 2 horas do seu trabalho em casa. A média e o desvio padrão são 3,28 e 0,29, respetivamente.

Tabela 6: Distribuição da frequência absoluta e relativa das unidades de investigação empregadas nos hospitais filiados na Universidade de Ciências Médicas de Mashhad em 1992, em termos de tipo de alojamento.

Abundância (Tipo de habitação)	Número	Percentagem
Leasing	62	22
Pessoal	28	22
Total	22	000

O quadro acima mostra que a maior percentagem de unidades de investigação (75%) tem casas arrendadas e 25% das unidades de investigação têm habitação própria.

Tabela 7: Distribuição da frequência absoluta e da frequência relativa das unidades de investigação empregadas nos hospitais da Universidade de Ciências Médicas de Mashhad em 1992, de acordo com a idade da menarca.

Abundância (Idade de início da menstruação)	Número	Percentagem
Antes dos 12 anos de idade	3	2

	22	64
14-12 anos de idade	22	64
Depois dos 14 anos	22	22
Total	22	000
Média	13.36	
Desvio de criação	0.30	

Quadro 8: Distribuição da frequência absoluta e relativa das unidades de investigação empregadas em hospitais filiados na Universidade de Ciências Médicas de Mashhad em 2012, com base na idade do primeiro período menstrual.

Abundância (A idade da primeira menstruação dolorosa)	Número	Percentagem
O mesmo ano da menstruação	8	4
Mais de um ano após o início da	22	30
Mais de um ano após o início da menstruação	04	02
Total	22	100

Média	14.47	
Desvio de criação	0.14	

A tabela acima mostra que a maior percentagem de unidades de investigação (64%) tinha entre 14 e 12 anos de idade quando teve a primeira menstruação, e a menor percentagem de unidades de investigação (9%) tinha menstruação antes dos 12 anos de idade. Com base nesta tabela, a média e o desvio padrão foram 13,36 e 0,31, respetivamente.

O quadro acima mostra que a percentagem mais elevada de unidades de investigação (81%) referiu um ano após a menstruação e a percentagem mais baixa de unidades de investigação (4%) referiu a mesma idade da menstruação como o seu primeiro período menstrual. A média e o desvio-padrão foram de 14,47 e 14,1, respetivamente.

Tabela 9: Distribuição da frequência absoluta e relativa das instituições de investigação empregadas em hospitais afiliados à Universidade de Ciências Médicas de Mashhad em 2009, com base na duração da dor antes da hemorragia.

Abundância (duração da dor antes da hemorragia)	Número	Percentagem
Entre uma e duas horas	20	28
Mais de duas horas	22	26
Cerca de um dia ou mais	02	20
Total	22	000
Média		5.23
Desvio de criação		0.84

A tabela acima mostra que a maioria das unidades de investigação (56%) tem mais de 2 horas, e a menor percentagem de unidades de investigação (21%) tem dor durante cerca de um dia ou mais antes do início da hemorragia. O desvio padrão médio foi de 5,23 e 0,84, respetivamente.

Tabela 10: Distribuição da frequência absoluta e relativa das unidades de investigação empregadas em hospitais afiliados à Universidade de Ciências Médicas de Mashhad em 2009, tendo em conta o facto de terem antecedentes familiares de menstruação dolorosa.

Abundância (história familiar)	Número	Percentagem
Não	6	2
Sim	36	28
Total	22	000

A tabela acima mostra que a percentagem mais elevada de unidades de investigação (93%) e a mais baixa de unidades de investigação (7%) tinham uma história familiar de menstruação dolorosa.

Tabela 11: Distribuição da frequência absoluta e relativa das unidades de investigação empregadas em hospitais afiliados à Universidade de Ciências Médicas de Mashhad em 2009 em termos de factores eficazes na ocorrência de menstruação dolorosa.

Abundância (Factores que afectam a ocorrência de menstruação dolorosa)	Número	Percentagem
Stress	82	40.20
Insónia	00	00.22
A fome	4	4.84
Muita atividade	8	8.26
Tempo quente	8	8.26

| Tempo frio | 02 | 20.62 |
| Fadiga | 22 | 22.02 |

O quadro acima mostra que a percentagem mais elevada de unidades de investigação (40%) indicou o stress como o fator mais importante na ocorrência das suas dores. Depois do stress, a fadiga, o tempo frio e a insónia contam-se entre os factores mais importantes na ocorrência de menstruação dolorosa.

Tabela 12: Distribuição da frequência absoluta e relativa das unidades de investigação nos hospitais afiliados à Universidade de Ciências Médicas de Mashhad em 2009 em termos de incidência de dor.

Abundância (A incidência temporal da dor)	Número	Percentagem
Manhã	84	86
Meio-dia	6	2
Tarde	22	80
A noite	28	22
Total	22	000
Média		16.21
Desvio de criação		0.93

O quadro acima mostra que a percentagem mais elevada de unidades de investigação (36%) no período da manhã e a percentagem mais baixa de unidades de investigação (7%) indicaram ter a maior incidência de dor. A média da incidência de dor foi de 21,16 e o desvio padrão foi de 0,93.

Tabela 13: Distribuição da frequência absoluta e relativa das instituições de investigação utilizadas nos hospitais afiliados da Universidade de Ciências Médicas de Mashhad em 1992 em termos de factores eficazes no alívio da dor.

Abundância (Factores eficazes no alívio da dor)	Número	Percentagem
Descanso	26	60/3
Dormir	02	08
Atividade	0	0
Andar a pé	0	0
Beber líquidos quentes	04	02/2
Tomar remédios caseiros	3	3/6
tomar medicamentos	04	02/2
Total	22	000

  O quadro acima mostra que a maior percentagem de unidades de investigação (60%) considerou o repouso como o fator mais importante na redução das suas dores e a menor percentagem de unidades de investigação (0%) indicou dois factores, a atividade e a marcha, como não afectando a redução das dores. Tem.

Tabela 14: Distribuição da frequência absoluta e relativa das unidades de investigação empregadas em hospitais filiados na Universidade de Ciências Médicas de Mashhad em 1992 em termos de gravidade da dor.

Abundância (Intensidade da dor)	Número	Percentagem
Menos de 4 graus	0	0
7-4 graus	48	46

10-7 graus	42	54
Total	22	100
Média	7.09	
desvio Criação	0.22	

A tabela acima mostra que a maior percentagem de unidades de investigação (54%) sentiu dor entre -10 e -7 graus e a menor percentagem das unidades de investigação (46%) sentiu dor entre -7 e -4 graus. A intensidade média da dor foi de 9,09 e o desvio padrão foi de 0,22.

Quadro 15: Distribuição da frequência absoluta e relativa das unidades de investigação empregadas em hospitais filiados na Universidade de Ciências Médicas de Mashhad em 2009 quanto à forma de responder a perguntas sobre padrões e hábitos alimentares.

Como responder (Perguntas relacionadas com o padrão nutricional)		Número	Percentagem	Média	SD	Teste Resultados
Ter uma atividade regular	Nunca	2	2.02	0.84	0.02	df:1
plano alimentar	Pouco	26	60.3			P:0.004
	Um lote	84	86.2			X:8.49
	Total	22	000			
Ter uma certa	Nunca	4	4.84	0.22	3.26	df:1
tempo para servir	Pouco	36	28.4			P:0.046
alimentos	Um lote	2	2.02			X:3.39

	Total	22	000			
Lanche	Nunca	0	0	2.22	2.02	df:1
consumo	Pouco	22	22.0			P:0.04
	Um lote	62	22.3			X:2.44
	Total	22	000			
Supressão do	Nunca	0	0	2.26	6.42	df:1
refeição	Pouco	40	48.42			P:0.004
	Um lote	22	26.22			X:1.98
	Total	22	000			
Utilizar especiarias,	Nunca	08	04.08	2.80	4.9	df:1

aromas e condimentos	Pouco Muito Total	82 42 22	40.20 42.62 000			P:0.026 X:15.83
Utilização de alimentos ricos em gordura	Nunca	02	06.8	2.22	00.2	df:1
	Pouco	82	40.20			P:0.026
	Um lote	40	48.42			X:6.49

	Total	22	000			
Porção de alimentos enlatados	Nunca	00	00.36	2.26	4.7	df:1
	Pouco	20	20.28			P:0.216
	Um lote	62	62.82			X:1.53
	Total	22	000			
Utilizar alimentos prontos a consumir	Nunca	2	2.60	0.26	3.1	df:1
	Pouco	30	33.04			P:0.024
	Um lote	4	4.84			X:2.78
	Total	22	000			
Utilização de produtos lácteos com elevado teor de gordura	Nunca	2	2.02	2.43	3.6	df:1
	Pouco	43	22.02			P:0.004
	Um lote	42	42.62			X:5.22
	Total	22	000			
Utilização de produtos hortícolas	Nunca	0	0	2.62	6.7	df:1
	Pouco	80	82.06			P:0.26
	Um lote	62	62.82			X:2.64

	Total	22	000			
Utilizar frutos	Nunca	0	0	2.22	2.4	df:1
	Pouco	82	42.82			P:0.64
	Um lote	28	22.06			X:1.32
	Total	22	000			
Utilizar almôndegas	Nunca	2	2.02	2.22	2.2	df:1
	Pouco	68	63.42			P:0.012
	Um lote	22	22.84			X:4.71
	Total	22	000			
Utilização de carne branca	Nunca	0	0	2.22	2.2	df:1
	Pouco	44	42.32			P:0.055
	Um lote	43	22.02			X:1.29
	Total	22	000			
Porção de cérebro e pache de couve	Nunca	20	24.84	0.42	3.2	df:1
	Pouco	42	42.62			P:0.004
	Um lote	0	0			X:8.49

	Total	22	000			

Utilizar fast food	Nunca	2	2.02	2.84	4.8	df:1
	Pouco	26	60.36			P:0.046
	Um lote	84	86.22			X:2.64
	Total	22	000			
Comer ovos	Nunca	0	0	2.44	8.8	df:1
	Pouco	20	22.48			P:0.004
	Um lote	40	46.26			X:8.49
	Total	22	000			
Consumo de leguminosas	Nunca	0	0	2.22	8.4	df:1
	Pouco	62	20.62			P:0.034
	Um lote	22	22.84			X:2.38
	Total	22	000			
Utilizar molho	Nunca	0	0	2.22	3.2	df:1
	Pouco	82	40.20			P:0.08
	Um lote	22	22.23			X:1.316

	Total	22	000			
Consumo de frutos secos	Nunca	4	4.84	2.8	2.0	df:2
	Pouco	26	60.36			P:0.019
	Um lote	82	84.23			X:7.87
	Total	22	000			
Levar rebuçados, chocolates e	Nunca	2	2.02	2.2	8.2	df:1
	Pouco	62	22			P:0.021
...	Um lote	20	22.32			X:3.075
	Total	22	000			

    O quadro acima mostra que a maior percentagem de unidades de investigação (56%) não tem programas alimentares regulares e 93,4% delas não têm horas para comer, 72% das unidades de investigação utilizam habitualmente lanches e 56% delas podem retirar alimentos. Título principal.

    45% das unidades de investigação utilizavam especiarias e aromas, 43,47% das unidades de investigação tendiam a utilizar alimentos com elevado teor de gordura, a maior percentagem de unidades de investigação (67%) utilizava alimentos enlatados, 88% dos alimentos preparados em Durante a semana, 52% consumiam produtos lácteos com elevado teor de gordura, a maioria das pessoas consumia legumes e frutas muito na sua dieta, 68% da carne vermelha consumia raramente e 52% da carne branca utilizava. 54% não usavam hortelã-pimenta, 55% dos ovos e 70% das leguminosas na dieta.

Tabela 16: Distribuição da abundância absoluta e relativa das instituições de investigação empregadas nos hospitais afiliados à Universidade de Ciências Médicas de Mashhad em 1992 em termos de consumo de alimentos.

Abundância (Tipo de alimento)	Número	Percentagem

	82	83
Quente e picante	82	83
Paixão	2	/2
Doce	8	8/2
azedo	2	2/48
Gordo	42	42
baixo teor de gordura	2	/2
Total	22	000

O quadro acima mostra que a maior percentagem de unidades de investigação (49%) utilizava alimentos ricos em gordura e a menor percentagem de unidades de investigação (1/2) utilizava alimentos salgados e com baixo teor de gordura.

Quadro 17: Distribuição da frequência absoluta e relativa das instituições de investigação empregadas nos hospitais associados à Universidade de Ciências Médicas de Mashhad em 1992, em termos de tipo de petróleo.

Óleos consumidos	Número	Percentagem
Sólido	23	60
Líquido	22	24

Ervas	02	2.23
Animal	3	2.48
Total	22	000

    O quadro acima mostra que a percentagem mais elevada de unidades de investigação (60%) utilizava combustíveis sólidos e a percentagem mais baixa de unidades de investigação (43,4%) utilizava alimentação animal na sua dieta.

Tabela 18: Distribuição da frequência absoluta e relativa das instituições de investigação empregadas nos hospitais afiliados à Universidade de Ciências Médicas de Mashhad em 1992 em termos de bebidas consumíveis.

Bebida consumida	Número	Percentagem	Resultado do teste
chá	82	84/2	X:4/03 df:2 P:0/024
Café	08	04	F:0/028
Bebidas gaseificadas	42	20	X: 1/68 P:0/071 df:1
Total	22	000	

    O quadro acima mostra que a maior percentagem de unidades de investigação (51%) utilizava bebidas gaseificadas e a menor percentagem de unidades de investigação (14%) utilizava café na sua alimentação diária.

Quadro 19: Distribuição da frequência absoluta e relativa das instituições de investigação empregadas nos hospitais filiados na Universidade de Ciências Médicas de Mashhad em 1992 em termos do padrão de atividade desportiva.

Abundância (Padrão de atividade desportiva)	Número	Percentagem	Resultados dos testes
Fazer exercício	28	22	X: 1.272	Sim
	62	22	P:0.06	Não
	22	000	df:1	Total
Fazer uma caminhada regular	42	43	X:8.265	Sim
	42	20	P:0.004	Não
	22	000	df:1	Total
Realizar 3 vezes por semana exercícios de atividade	42	48.42	X:1.47	Sim
	22	26.22	P:0.049	Não
	22	000	df:1	Total
Estado corporal do tempo de atividade	80	82	X:1.73	De pé
	84	86.2	P:0.078	Sentado

	23	80.4	df:1	Mudança
	22	000		Total

A tabela acima mostra que a maioria das unidades de investigação (75%) não tinha qualquer atividade no seu horário diário; 51% das unidades de investigação diárias não caminhavam regularmente; 56,22% não tinham qualquer atividade de exercício 3 vezes por semana. A maioria dos sujeitos (36,9%) está sentada no momento da atividade.

Quadro 20: Distribuição da frequência absoluta e relativa das unidades de investigação empregadas em hospitais filiados na Universidade de Ciências Médicas de Mashhad em 1992 em termos de padrões de sono e repouso.

Abundância (Padrão de sono e relaxamento)		Número	Percentagem	Resultado do teste
8 horas de sono 24 horas por dia	Nunca	40	44.2	X: 13.99
	Por vezes	42	28.2	P:0.001
	Normalmente	2	2.0	df:1
	Total	22	000	
Vais dormir depressa?	Nunca	46	20	X:3.22
	Por vezes	80	82.6	P:0.019

	Normalmente	06	02.8	df:1
	Total	22	000	
Acorda duas ou três horas mais cedo do que o habitual?	Nunca	20	20.2	X:2.59
	Por vezes	82	40.2	P:0.027
	Normalmente	82	83	df:1
	Total	22	000	
Alterações do padrão de sono devido ao trabalho por turnos	Nunca	04	02.2	X:1.34
	Por vezes	62	62.8	P:0.06
	Normalmente	06	02.8	df:1
	Total	22	000	
Acorda com o mais pequeno ruído?	Nunca	00	00.3	X:8.046

	Por vezes	40	44.2	P:0.005
	Normalmente	40	44.2	df:1
	Total	22	000	
	Nunca	82	40.2	X:7.94
Tem uma noite de sono regular?	Por vezes	40	44.2	P:0.005
	Normalmente	04	02.2	df:1

	Total	22	000	
	Nunca	02	20.6	
Acorda frequentemente durante a noite?	Em algum momento	80	32.6	
	Normalmente	48	46.2	
	Total	22	000	

O seu sono é suficiente?	Nunca	82	40.2	X:7.94
	Por vezes	43	22	P:0.005
	Normalmente	2	2.6	df:1
	Total	22	000	

O quadro acima mostra que a percentagem mais elevada de unidades de investigação (53%) tem um sono noturno inferior a 8 horas por dia, 50% das unidades de investigação dormem tarde, 40% dos sujeitos de investigação têm menos probabilidades de acordar mais cedo do que o habitual, 67% das unidades de investigação têm alterações do sono devido ao trabalho por turnos, 44% acordam habitualmente com o mínimo ruído, 40% nunca tiveram um sono noturno regular e a percentagem mais elevada de unidades de investigação (52%) tinha o título Não durmo o suficiente.

Quadro 21: Distribuição da frequência absoluta e relativa das unidades de investigação nos hospitais filiados na Universidade de Ciências Médicas de Mashhad em 2012 em termos de stress.

Abundância (A quantidade de stress)	Número	Percentagem	Resultados dos testes
pouco	03	02.2	
)020-200(			X:1/28
Média	26	23.2	P:0/068
)200-800(			df:2

Muito (mais de 300)	43	22.02
Total	22	000
Média		287.5
Desvio de criação		13.97

O quadro supra mostra que a percentagem mais elevada de unidades de investigação (52,17%) tinha um nível de stress elevado e a percentagem mais baixa de unidades de investigação (19,5%) tinha um nível de stress baixo.

Quadro 22: Distribuição da frequência absoluta e relativa das instituições de investigação empregadas nos hospitais afiliados da Universidade de Ciências Médicas de Mashhad em 1992 em termos de dimensões do estilo de vida.

Abundância (estilo de vida)		Número	Percentagem	Resultados dos testes
Estado de nutrição e hábitos alimentares	Adequado	02	06/80	X:23/37
	Média	28	22	P:0/001
	Inadequado	24	23/62	df:1
	Total	22	000	
Padrão de atividade física e exercício	Adequado	20	20/28	X:2/78
	Média	80	88/62	P:0/024

	Inadequado	40	44/26	df:1
	Total	22	000	
Padrão de sono e relaxamento	Adequado	03	02/26	X:8/80
	Média	28	22	P:0/033
	Inadequado	20	22/48	df:1
	Total	22	000	
Taxa de exposição ao stress da vida	Adequado	02	20/62	X:8/34
	Média	20	22/32	P:0/001
	Inadequado	22	26/22	df:1
	Total	22	000	

A tabela acima mostra que o estilo de vida da maioria das unidades (58%) era adequado em termos de nutrição e hábitos alimentares inadequados e na menor percentagem de indivíduos (16%).

Além disso, a maior percentagem de unidades estudadas (44%) praticava atividade física e desporto com um estilo de vida inadequado e a menor percentagem de indivíduos (21%) era adequada.

A maior percentagem de indivíduos (55%) no padrão de sono e repouso com estilo de vida inadequado e a menor percentagem de indivíduos (19%) são adequados.

O estilo de vida da maioria das unidades estudadas (56%) era adequado em termos de exposição ao stress da vida e a menor percentagem de indivíduos (20%). O teste do Qui-quadrado mostrou que entre o estilo de vida e a dismenorreia primária com P Existe uma relação estatística.

Capítulo 5

Resultados da investigação

Este capítulo está estruturado em quatro secções, incluindo a discussão dos resultados, as conclusões finais, a aplicação dos resultados da investigação e sugestões para investigação futura.

5-1- Discussão dos resultados da investigação

As conclusões desta investigação foram discutidas com base nos objectivos da investigação e os quadros 1-22 foram elaborados para alcançar os resultados da investigação. Os quadros 14-1 referem-se aos dados demográficos das unidades em estudo.

Os quadros 21 a 15 foram concebidos para atingir o segundo objetivo do estudo, ou seja, determinar o estilo de vida dos enfermeiros que trabalhavam nos Shahid Mashhad Medical Sciences Hospitals em 1992.

Quadro 15-15 para efeitos da avaliação (1-2) dos hábitos e padrões alimentares dos enfermeiros que trabalham em hospitais associados à Universidade de Ciências Médicas Shahid Mashhad em 1992.

Table 19 pretende atingir o objetivo (2-2), ou seja, determinar a atividade física e o exercício físico dos enfermeiros que trabalham em hospitais filiados na Universidade de Ciências Médicas de Mashhad em 1992.

Table 20 para atingir o objetivo (2-2), ou seja, a determinação da taxa de sono e de repouso dos enfermeiros que trabalham em hospitais filiados na Universidade de Ciências Médicas de Mashhad em 2009.

Table 21 foi utilizado para avaliar o objetivo (2-4) do stress nos enfermeiros que trabalhavam em hospitais filiados na Universidade de Ciências Médicas de Mashhad em 1992.

Table 22 pretende atingir o terceiro objetivo do estudo, nomeadamente, determinar a relação entre o estilo de vida e a dismenorreia primária em enfermeiras que trabalham nas escolas de medicina da Universidade de Ciências Médicas de Mashhad em 1992.

Table (1) mostra que a maior percentagem de sujeitos (57%) tinha entre 20-29 anos, e a menor percentagem de unidades de investigação (7%) pertencia ao grupo etário dos 40-49 anos.

A este respeito, Power-man e colegas relataram a maior incidência de dismenorreia entre as idades de 24 e 20 anos, e Andrews relatou no estudo da prevalência de dismenorreia entre as idades de 24 e 15 anos (2007, p. 23).

Mortazavi escreve: (2008) que a idade das pessoas é um dos factores que afectam o estado de saúde dos indivíduos, em que alguns problemas físicos, como a isquemia primária, estão relacionados com a idade da pessoa. Os resultados da investigação Ahmadinia (2004) e Cooper (2003) também afirmam que os indivíduos mais jovens têm melhor saúde física.

Table (2) indica que a maior percentagem das unidades estudadas (50%) pesava entre 60-69 kg, e a menor percentagem (3%) das unidades pesava menos de 50 kg. A média e o desvio padrão são de 61,65 kg e 2,36%, respetivamente.

De acordo com Sandell et al., existe uma relação direta entre o aumento de peso e a dismenorreia (2008, p. 45). De acordo com Grand-Dwell, nas mulheres obesas, observa-se dismenorreia grave (2008, p. 76).

Table (3) mostra que a altura dos indivíduos (58%) se situava entre 150-160 cm, e a percentagem mais baixa (1%) dos indivíduos estudados tinha uma altura inferior a 150 cm.

Não existe qualquer relação entre a altura e a duração do ciclo menstrual e a gravidade da dismenorreia inicial (Honarrs, 2006, p. 32).

Table (4) mostra que o horário de trabalho da maioria das unidades (65%) se situa entre as 8 e as 16 horas.

Em confirmação das conclusões acima referidas, foram observados os resultados de uma investigação suficiente (2006) intitulada "O efeito do trabalho por turnos na saúde física e psicológica dos enfermeiros", que mostrou que o turno das unidades de trabalho tinha uma relação significativa com a sua saúde física (p. 32).

Além disso, Aghili Nezhad (2008) escreve: Existe uma relação direta entre o turno de trabalho e a ocorrência de muitos problemas físicos. (P. 248). As conclusões do estudo Anonymous (2006) intitulado "Exposure of night workers to physical problems" (Exposição dos trabalhadores noturnos a problemas físicos) também apoiam os resultados do presente estudo (p. 21).

Table (5) é fornecido para avaliar a atividade das unidades em estudo no domicílio. Assim, a maioria das unidades de investigação (64%) está ativa em casa de 2 a 4 horas do seu tempo.

Os resultados do estudo de Walter (2007) "Relationship between employment, home affairs and social support on the health of nurses" indicam que os enfermeiros com menos de 20 horas de trabalho por semana têm melhor saúde física. A Tabela (6) mostra que a maioria das unidades de pesquisa (75%) possui casa alugada. De acordo com Jamuson, o rendimento familiar e a situação económica, as condições de habitação desempenham um papel no aparecimento da dismenorreia (2009, p. 21). Também Dan (2007), num estudo intitulado "Situação habitacional e sua relação com a saúde dos enfermeiros", mostrou que entre estas duas, existe uma relação significativa entre as variáveis, o que é confirmado pelos resultados deste estudo.

Outro (2005) considera que a habitação é um dos indicadores sociais e económicos mais importantes que podem estar associados à ocorrência de algumas doenças físicas e mentais (p. 216). Numa investigação intitulada Saúde e Habitação na Alemanha, mostrou que quem tinha uma habitação arrendada tinha uma saúde mais fraca (p. 34).

A Organização Mundial de Saúde (2005) escreve: Ter uma casa privada pode levar a uma melhoria da saúde mental e do bem-estar físico, devido à sensação de segurança e de controlo sobre os assuntos. (P. 6). Os resultados da investigação de Henderson (2006) também indicam que os indivíduos com uma casa pessoal têm uma melhor saúde mental (p. 67).

Table 7 indica que a idade de início da primeira menstruação (menarca) ocorreu, na maioria dos indivíduos (64%), entre os 14 e os 12 anos de idade. No presente estudo, a idade média da menarca foi de 13,36 anos.

Um estudo efectuado por Philingham referiu que existe uma relação entre a idade e a gravidade da dismenorreia, pelo que a menarca precoce pode aumentar a gravidade da dismenorreia (2007, p. 58).

Table 8 mostra que o início do primeiro período menstrual (dismenorreia primária) foi de 81% no primeiro ano após a menarca. A idade média das pessoas neste estudo foi de 14,47 anos.

Mahlich indica a idade de início do primeiro período menstrual entre os 6 meses e o primeiro após a menarca (2007, p. 5), enquanto Ryan e colegas mencionam o início do primeiro período menstrual nos primeiros 2-3 anos após a menarca.

Table 9) mostra a duração da dor antes da hemorragia. Assim, 56% das unidades estudadas tinham mais de duas horas. Neste estudo, a duração média da dor antes da hemorragia foi estimada em 23,5 horas.

Ryan e colegas descreveram a duração do período menstrual inicial antes da hemorragia entre 2-5 horas (2008, p. 65), e no estudo de Greer, esta foi de 3 a 7 horas (2007, p. 90).

Table 10 indica uma história familiar de menstruação dolorosa nos indivíduos. Neste estudo, 93% das mulheres tinham uma história de dismenorreia familiar.

A prevalência de menstruação dolorosa é mais acentuada em pessoas com antecedentes familiares. Como Guan afirmou, este valor na investigação é de 65% (2007, p. 213).

Table 11 mostra que o principal fator na ocorrência de dismenorreia primária é o stress, pelo que 41% das unidades em estudo consideram o stress como um fator importante na sua dor.

Num estudo intitulado Stress and Menstrual Dysfunction (Stress e Disfunção Menstrual), Christensen descreveu o stress como o principal fator causador de dor pélvica (2005, p. 89).

Table 12 indica o horário de ocorrência da dor nos sujeitos. Assim, 36% dos sujeitos expressaram a incidência de dor de manhã e 31% à tarde.

De acordo com o estudo de Pedron, as prostaglandinas são mais elevadas de manhã no endométrio, o que contribui em grande medida para as dores das pessoas de manhã, e a maior parte das faltas ao trabalho são de manhã (2008, p. 85).

Table 13) representa os factores eficazes na redução da dor. Neste estudo, 60,8% dos sujeitos indicaram que o repouso era o fator mais importante na redução da dor e, a seguir, o uso de medicamentos e a ingestão de líquidos quentes.

De acordo com o estudo de Emmanuel sobre o repouso na cama, a utilização de calor local e a ingestão de líquidos quentes reduziram significativamente a quantidade de dores menstruais primárias (2005, p. 123).

Table 14) indica a gravidade da dor de acordo com a escala visual de gravidade da dor. Neste estudo, 54% dos indivíduos tinham dor intensa e 46% tinham dor moderada.

Table 15) é fornecida para efeitos de estudo do segundo objetivo (determinação dos hábitos e padrões alimentares). Esta tabela mostra que a percentagem mais elevada de unidades de investigação (56%) não tem um programa alimentar regular, 93,4% delas não têm horas para comer, 72% das unidades de investigação usam habitualmente lanches e 56% delas têm a oportunidade de retirar a refeição Título principal. O teste do qui-quadrado foi utilizado para determinar a correlação entre ter uma dieta regular e dismenorreia primária (P = 0,004) e x: 49,8) e mostrou correlação significativa entre dieta regular e menstruação dolorosa.

O teste do qui-quadrado foi utilizado para determinar a correlação entre ter uma alimentação regular e a dismenorreia primária, que apresentou resultados com P: 0,046 e X 39,3.

O teste do qui-quadrado foi utilizado para a comunicação entre o lanche e a dismenorreia primária (P=0,04) e 4: 4,2 (X) e mostrou uma relação entre o lanche e a menstruação dolorosa. Foi também associada a associação entre o lanche e a dismenorreia primária, pelo teste do qui-quadrado (4) (P: 0/00), mostrou que existe uma relação entre a supressão da refeição e a menstruação dolorosa.

Os resultados desta pesquisa mostram que 45% das unidades de pesquisa utilizavam temperos e aromas. O teste do qui-quadrado foi utilizado para investigar a associação entre o consumo alimentar e a dismenorreia primária (P = 0,026, X: 15/83) e mostrou uma correlação entre o uso de medicação para dor e a menstruação dolorosa. As substâncias gordas provocam mais dor. Uma vez que estas substâncias estimulam os músculos lisos da parede uterina, provocando contracções graves e, consequentemente, mais dor nas pessoas (Guven, 206, p. 34).

43,47% das unidades de investigação tendem a consumir alimentos com elevado teor de gordura. O teste do qui-quadrado (P <0,26) e X: % 6,6 mostram que existe uma correlação direta entre o consumo de produtos lácteos com elevado teor de gordura e a dismenorreia inicial.

A maior percentagem das unidades de investigação (67%) utilizava alimentos enlatados. O teste do Qui-quadrado (P: 0,216 e X: 1/53) mostrou correlação entre o consumo de enlatados e a dismenorreia primária.

88% das pessoas utilizavam alimentos prontos durante a semana. O teste do qui-quadrado (P = 0,224 e X: 2,5) mostrou uma correlação direta entre o consumo alimentar e a dismenorreia inicial.

52% das pessoas consumiam alimentos ricos em gordura. O teste do qui-quadrado mostrou uma relação entre os alimentos ricos em gordura e a dismenorreia primária (P = 0,224 e X: 5,3), de acordo com os estudos de dieta de Lawrence (2007). Os ácidos gordos aumentam a gravidade da dismenorreia primária (p. 14).

A maioria das pessoas consumia legumes e frutas na sua dieta. O teste do qui-quadrado não mostrou uma relação significativa entre a dismenorreia primária e o consumo de frutas e legumes, com P = 0,63 e 0,12.

68% das pessoas que consumiam carne vermelha raramente e 52% que consumiam carne branca. O teste do qui-quadrado foi usado para determinar a relação entre o consumo de carne vermelha e branca com dismenorreia primária, que foi x: 29,1% e x: 49,8%, respetivamente Estatísticas significativas foram observadas.

54% não usavam grão-de-bico, 55% não comiam ovos e 70% não usavam leguminosas na sua dieta, 60% delas usavam habitualmente molho na sua dieta, 60% nozes e 75% os seus próprios doces. O teste do qui-quadrado foi utilizado para investigar a associação entre dismenorreia primária, primária e secundária (P = 0,63). Não foi encontrada associação estatisticamente significativa.

O teste do qui-quadrado foi utilizado para testar a relação entre o consumo de ovos e a dismenorreia primária. Houve uma diferença significativa entre os dois grupos com P: 0,034 e x: 2,38.

O teste do qui-quadrado foi utilizado para examinar a relação entre o consumo de leguminosas e a dismenorreia primária. Foram observadas diferenças significativas com P: 0,08 e x: 3.16. Segundo Douglas, o uso de proteínas vegetais e o uso de leguminosas como lentilhas e feijões nas refeições diárias, devido à vitamina B1, reduzem a severidade da dor nos indivíduos. (2006, p. 21). Também, de acordo com a investigação de Gokhhal sobre o efeito da vitamina B1 na dismenorreia primária, foi demonstrado que o uso desta vitamina reduz a dor (2008, p. 34).

O teste do qui-quadrado foi utilizado para determinar a relação entre o consumo de frutos secos e a dismenorreia primária com o teste do qui-quadrado com P: 0,019 e x: 7,87. Foram observadas diferenças significativas entre o consumo de frutos secos e a dismenorreia primária e o teste do qui-quadrado com P: 0,021 e Não houve diferença significativa entre os dois grupos.

A tabela (16) mostra que 38% das pessoas tendem a comer alimentos picantes. 49% das pessoas consomem alimentos ricos em gordura, e o número de pessoas que consomem alimentos salgados, doces, azedos e com baixo teor de gordura é aproximadamente o mesmo. Para determinar a relação entre os alimentos ricos em gordura e a dismenorreia primária, foi utilizado o teste de Fisher, cujo valor F: 0,01 revelou uma diferença estatística significativa.

De acordo com Lawrence, uma dieta rica em gordura aumenta a gravidade da dismenorreia. (2007) num estudo realizado por Bernard em mulheres com dismenorreia grave e moderada com dietas pobres em gordura e vegetarianas concluiu que esta dieta reduz os sintomas de intensidade da dor (2008, p. 12).

Table 17) mostra que a maioria dos indivíduos (60%) utiliza óleos sólidos. O número de pessoas que utilizaram óleo líquido (24%), óleo vegetal (9,78%) e óleo animal (5,43%).

De acordo com um estudo realizado por Harlem, o estudo do óleo de peixe (ácidos gordos insaturados) na dismenorreia primária revelou que a utilização de óleos contendo ómega 3 durante dois meses consecutivos reduziu significativamente as dores menstruais e aliviou-as (2008, p. 145).

Table 18) mostra a quantidade de pessoas que consomem bebidas. De acordo com este estudo, 51% das pessoas consumiam bebidas gaseificadas. Para determinar a relação entre as bebidas gaseificadas e a dismenorreia primária, foi utilizado o teste do qui-quadrado, cujo x: 61,1 foi consistente com o estudo.

O consumo de bebidas gaseificadas devido ao açúcar e à cafeína aumenta muito a retenção de líquidos e, por conseguinte, aumenta a dor menstrual. Por outro lado, o consumo destas substâncias aumenta o tónus uterino e provoca cólicas nos indivíduos (Ryan, 1386, p. 45).

Table 19 mostra o padrão de atividade desportiva das unidades em estudo. Nesta base, apenas 25% dos desportistas e 75% deles não praticavam qualquer atividade desportiva. O número de pessoas que praticavam desporto regularmente era de 51%, e os que praticavam desporto 3 vezes por semana eram 47/43%. A condição corporal era de 37,9% sentados na área de estar. Para a associação entre o exercício físico e a dismenorreia inicial, foi utilizado o teste do Qui-quadrado. O valor de p: 0,662 e x: 1/272 foram considerados significativos.

Para determinar a relação, foi utilizado o teste do Qui-quadrado para a caminhada regular e o exercício atlético 3 vezes por semana para a dismenorreia primária, que foi x: 258,8 e x 47,1, respetivamente, e mostrou uma correlação direta entre a caminhada regular e a dismenorreia.

Segundo a opinião de Rozal, o exercício e a atividade física e 30 minutos de caminhada por dia reduzem a taxa de dores menstruais em 35% (2008, p. 65).

Estudos demonstram que o exercício regular é uma importante mudança de estilo de vida para reduzir a frequência das cólicas menstruais. A prática de exercício aeróbico durante pelo menos 5 dias por semana, durante 30 minutos, provoca uma redução significativa da quantidade de dor (Burke, 2007, p. 234).

De acordo com os resultados do estudo de Maryam Eshaghi, como efeito da caminhada rápida na dismenorreia primária, caminhar durante meia hora nos primeiros 3 dias da menstruação leva a uma redução da gravidade da dismenorreia (1387, p. 3).

Table 20   mostra o padrão de sono e repouso das unidades estudadas. Assim, 44% das pessoas não tinham um sono noturno adequado e dormiam menos de 8 horas por noite, 50% tinham dificuldade em adormecer e não conseguiam dormir facilmente, 67 tinham alterações no padrão de sono devido ao trabalho por turnos, 50% acordavam com o ruído mais baixo, 40% não tinham um sono noturno regular, 46,7% dos indivíduos acordavam frequentemente durante a noite e 40% referiam que o seu sono não era suficiente.

O teste do qui-quadrado foi utilizado para determinar a relação entre o sono diurno e noturno e a dismenorreia primária, que foi de P=0,001 e x: 99,13. Foram observadas diferenças significativas entre os dois grupos. Para determinar a relação entre o sono de vigília e a dismenorreia inicial foi utilizado o teste do Qui-quadrado com P: 0,019 e x3/22, que foi consistente com os resultados do estudo. Para determinar a relação entre a duração do sono e a dismenorreia inicial, foi utilizado o teste do Qui-quadrado que x: 59,2% e P: 0,027 confirma o resultado anterior. . Para estudar a relação entre o sono regular e a dismenorreia primária, foi utilizado o teste do qui-quadrado, valor P: 0,005 e p = 0,994. Para determinar a relação entre as alterações do sono devido ao turno de trabalho e a dismenorreia, foi utilizado o teste do qui-quadrado com x: 8/43, para relacionar o acordar com o menor ruído com a dismenorreia primária, foi utilizado o teste do qui-quadrado com x: 0,68, para determinar a relação do acordar com a frequência e a dismenorreia primária foi obtido o teste do qui-quadrado com x: 15/23, que mostrou uma diferença estática significativa.

A redução da qualidade ou da quantidade de sono afecta as actividades diárias dos indivíduos e causa problemas nos aspectos da vida das pessoas. É o fator inibidor do sono e do repouso e é problemático para as pessoas (Douglas, 2009, p. 510). Estudos demonstram que qualquer alteração no padrão de sono, reduz a tolerância à dor e exacerba a dor (Lander, 2007, p. 942).

Qualquer alteração no padrão de sono ou na duração do sono pode ser um fator desencadeante do início da dor menstrual, mesmo quando a duração do sono é constante, mas o seu horário mudou (Rapoport, 2005, p. 31).

O quadro 21 mostra que 52% das unidades de investigação têm níveis de stress elevados e 19% têm níveis de stress baixos. Com base nesta pesquisa, a pontuação média dos indivíduos foi de 232/2. Para determinar o stress e a dismenorreia inicial, o teste do Qui-quadrado com P = 0,63 e x: 73,1 mostrou uma relação entre o stress e a dor menstrual.

O stress provoca contracções fortes nos músculos lisos da parede uterina e causa dores fortes. (Kozyr, 2007) Foram realizados muitos estudos para reduzir ou eliminar o stress em pessoas com dismenorreia. Um desses métodos consiste em utilizar um método de relaxamento para se adaptar às reacções induzidas pelo stress que provoca alterações no ciclo "ansiedade-stress-dor", o que reduz ou elimina diretamente a dor (Mehrabi, 2008, p. 45).

A Tabela 22 mostra que a maior percentagem de indivíduos (54%) tinha um estado nutricional pobre e maus hábitos alimentares e a menor percentagem de indivíduos (15%) era adequada. O teste do qui-quadrado foi utilizado para determinar a relação entre o estilo de vida na nutrição e os hábitos alimentares com a dismenorreia primária (P = 0,001 e x: 23,37) e mostrou que existe uma correlação entre a nutrição e os hábitos alimentares com a menstruação dolorosa.

O estilo de vida de mais amostras de investigação nas dimensões de padrão e atividade física (41%) e a menor percentagem de unidades de investigação (20%), foi adequado. O teste do qui-quadrado foi utilizado para determinar a relação entre o estilo de vida em atividade física e exercício físico com a dismenorreia primária, que mostrou uma correlação entre a atividade física e períodos menstruais dolorosos com P = 0,224 e x: = 2,78.

O estilo de vida da maioria das unidades estudadas era inadequado para os padrões de sono e repouso (51%) e a menor percentagem de indivíduos (18%) era adequada. O teste do qui-quadrado foi utilizado para determinar a relação entre o estilo de vida nos padrões de sono e repouso com a dismenorreia primária, que mostrou uma correlação entre o sono e o repouso com períodos menstruais dolorosos com P = 0,0333 e: 80.8.

O estilo de vida da maioria das unidades estudadas era insatisfatório em termos de stress de vida (52%) e a menor percentagem das unidades estudadas, (19%), era adequada. Foi utilizado o teste do Qui-quadrado para determinar a relação entre o estilo de vida em termos de exposição ao stress diário e a dismenorreia primária, que mostrou uma relação significativa entre o stress e a dor menstrual com P = 0,05: 74,8.

Conclusão final

Os resultados da investigação em relação à primeira questão "Como é a distribuição demográfica das unidades estudadas?" Mostra que a maioria das unidades estudadas tem uma idade média de. 2989 anos, peso médio de 61,95 kg, altura média de 159,02 cm, a idade menstrual inicial média foi de 13/36 anos e a idade média da dismenorreia primária foi de 14,47 anos. 93% das unidades estudadas tinham antecedentes familiares de dismenorreia primária, 40%, aborda o stress como o fator mais importante nas suas dores, a maioria das unidades estudadas (36%) sentia mais dores de manhã, 54% das unidades estudadas tinham dores fortes, e 60% das amostras, tinham expressado o repouso como o fator mais importante no alívio das dores. A prevalência de dismenorreia primária teve uma relação significativa com as caraterísticas demográficas das unidades estudadas (P: 0/001).

Os resultados da pesquisa em relação à segunda questão, "Como é o padrão e os hábitos alimentares das unidades pesquisadas", indicam que a maioria das unidades estudadas (53%) possuía programas regulares de alimentação, 93% não tinham horário específico para servir os alimentos, 72% utilizavam a refeição. 56% tinham a possibilidade de retirar a refeição. Os sujeitos da pesquisa eram mais propensos a comer alimentos gordurosos (43%), enlatados (67%), alimentos prontos (88%), e em contrapartida não tinham vontade de comer feijão (70%), ovos (55%), e nozes (60%). Houve uma relação direta entre a dismenorreia primária e os hábitos alimentares com o teste do Qui-quadrado com P = 0,001.

Os resultados da investigação estão relacionados com a terceira questão do "padrão e atividade física das unidades estudadas" e mostram que a maior percentagem das unidades estudadas (75%) não praticam actividades desportivas, 49% das unidades caminham diariamente durante 30 minutos. De acordo com os resultados do presente estudo, existe uma relação direta entre a atividade física e a dismenorreia primária (P: 0/024).

Os resultados da pesquisa em relação à quarta questão do estudo "Como é o padrão de sono e repouso das unidades estudadas?" Mostra que a maior percentagem de indivíduos (53%) tem um sono noturno inferior a 8 horas, 50% adia o sono, 67% das alterações do padrão de sono deve-se ao trabalho por turnos e 40% nunca teve um sono noturno regular. Existe uma relação significativa entre o sono e a taxa de repouso das unidades com dismenorreia primária (P: 0/033).

Os resultados da investigação em relação à quinta pergunta do estudo "Como lidar com os factores de stress da vida nas unidades estudadas" indicam que a maior percentagem das unidades estudadas (52%) tinha stress elevado e a menor percentagem das unidades de investigação (19%) tinha stress baixo. Com base nos resultados estatísticos, existe uma correlação direta entre o stress e a dismenorreia primária com base no teste do Qui-quadrado (P: 0/05).

Neste estudo, a conclusão final está relacionada com a informação obtida a partir dos resultados e com base na hipótese de investigação (existe uma relação entre o estilo de vida e a dismenorreia primária em enfermeiros que trabalham em hospitais afiliados à Universidade de Ciências Médicas de Mashhad). Os resultados indicam que existe uma correlação significativa e direta entre a dismenorreia primária e os componentes de nutrição e exercício, sono, repouso e stress (P <0,01) (P <0,01) com o teste do qui-quadrado. Esta relação mostra que se a alimentação saudável, o exercício físico, a atividade e o sono e o repouso, forem adequados, o período menstrual doloroso é reduzido, assim como o repouso e o sono insuficientes, e a falta de exercício e de atividade, e a alimentação inadequada, provocam maior duração e dor deste período.

Aplicação dos resultados da investigação

A doença é uma parte integrante da vida humana e, apesar da melhoria da saúde e da melhoria global dos indicadores terapêutico-sanitários, verificam-se desigualdades na saúde em todas as sociedades, especialmente nas sociedades em desenvolvimento. Uma das principais causas das desigualdades ao nível da saúde e da higiene na comunidade é a falta de sensibilização e de informação sobre práticas saudáveis e higiénicas na vida. Como se pode ver em muitos estudos, nos países onde a informação foi amplamente divulgada para prevenir e tratar doenças e onde as pessoas dessa sociedade tiveram um nível de consciencialização mais elevado, a pobreza em termos de saúde foi mínima e insignificante. Os resultados deste estudo também mostraram que a maioria das pessoas com dismenorreia primária tem e teve estilos de vida pouco saudáveis e pouco saudáveis. Segundo Pooter e Perry (2007), o estilo de vida pode ter efeitos positivos e negativos na vida. Assim, uma mudança no estilo de vida leva a que se previnam algumas doenças crónicas ou, pelo menos, as atrase (Roner & Soodt, 2008, p. 168). Assim, reconhecendo os estilos de vida saudáveis e a sua separação dos casos falsos e insustentáveis e educando-os a nível comunitário, podemos substituir hábitos e comportamentos a longo prazo, substituindo os hábitos errados.

Em cada investigação, um dos seus objectivos é utilizar os resultados nos seus vários domínios de aplicação, a fim de melhorar a qualidade dos cuidados de higiene e de saúde e promover a sua promoção. Por outro lado, cada investigação identifica os problemas existentes na sociedade e ou fornece soluções adequadas para acelerar a melhoria e a melhor eficácia das actividades. Os resultados deste estudo indicam que existe uma relação entre o estilo de vida e a dismenorreia primária.

O investigador espera que os resultados desta investigação sejam úteis nos seguintes domínios da educação e do tratamento:

A) Serviços de enfermagem:

1- Enfermeiros clínicos: Os resultados deste estudo podem fornecer informações valiosas e úteis sobre o estilo de vida inadequado e os seus factores para os enfermeiros clínicos. Por conseguinte, quando cuidam destes doentes, devem prestar atenção a estes factores e dar a formação necessária a estes indivíduos e às pessoas em risco para que tomem medidas de prevenção e redução da dor.

2- Enfermeiros de saúde comunitária: Devido ao seu estatuto único em relação aos doentes e às pessoas saudáveis, ao utilizarem os resultados desta investigação, podem examinar o estilo de vida inadequado dos indivíduos, identificar comportamentos e hábitos inadequados e utilizar esta informação para educar os clientes das clínicas e centros de saúde.

B) Educação em enfermagem:

Os resultados desta investigação podem ser utilizados para educar os estudantes de enfermagem e ajudar os educadores de enfermagem a identificar o papel do estilo de vida no desenvolvimento de várias doenças, especialmente a dismenorreia primária para estudantes de enfermagem, e a relação entre os diferentes estilos de vida no desenvolvimento de doenças pode ser traçada com mais precisão.

C) Investigação em enfermagem:

As experiências desta investigação podem servir de base para outras investigações e os resultados desta investigação serão um fator de estímulo para reforçar a profissão de enfermeiro científico.

Sugestões para a próxima investigação

Tendo em conta que os resultados de cada investigação podem servir de guia para investigações futuras, uma vez que esta investigação é um pequeno passo no estudo do estilo de vida e da dismenorreia primária, o investigador, ao utilizar os resultados deste estudo para melhorar a situação atual, apresenta as seguintes sugestões

- *J* Repetir investigações semelhantes neste estudo em raparigas adolescentes e estudantes(Investigar a relação entre o estilo de vida e a dismenorreia primária em estudantes ou alunas que estudam em universidades ou escolas públicas em Mashhad.
- J Dado que este estudo foi efectuado em hospitais públicos, sugere-se que seja efectuado um estudo semelhante em hospitais privados.
- J Dado que esta investigação foi efectuada sobre enfermeiros que trabalham em hospitais, sugere-se que seja efectuada uma investigação semelhante sobre parteiras que trabalham em hospitais e outras categorias profissionais médicas.
- J Considerando o número limitado de unidades Pezhku neste estudo, sugere-se que seja efectuado um estudo semelhante com uma amostra maior nas províncias.
- J Sugere-se a realização de uma investigação para obter dados mais exactos sobre a prevalência da dismenorreia primária numa comunidade maior e a um nível mais alargado.
- J Devido à impossibilidade de examinar outros factores relacionados com o estilo de vida, tais como o consumo de drogas e o tabagismo, recomenda-se a realização de uma investigação sobre o efeito destes factores na ocorrência de dismenorreia primária.
- J Uma vez que o estilo de vida incorreto é um dos problemas mais comuns nas sociedades actuais, especialmente no Irão, sugere-se a realização de investigações sobre a relação entre o estilo de vida e outras doenças das mulheres.

Referências

Adams Stewart. (2007) The history of ibuprofen and dysmenorreha. Registo Federal.

Akin M. (2008) Cólicas menstruais, dismenorreia. Prática familiar.1 de junho.

Amin, Gholamreza, (1385) Iranian Medicinal Plants, Teerão, Universidade de Ciências Médicas de Teerão.

Anderech B. Milson L (2005). Um estudo epidemiológico de mulheres jovens com dismenorreia. Am. j. obs. Gynecol. voi 144. p:659.

Andrews Coco (2002). Primary Dysmenorrhea. Médico de família americano. Kansas city.60:489.

Campbell M.A, et al (2002). Estratégias não farmacológicas utilizadas por adolescentes para a gestão do desconforto menstrual. 15(4), 313-320.

Cokayn NL, duguid M, shenfield GM (2004). Histórico de registos raros de profissionais de saúde sobre medicina complementar e alternativa. Jornal britânico de farmacologia clínica. 59 (2).

Dawn Cs (2004) Text book of obstetrics & neonatology. 14th Ed .p: 414-415.

Dawn D (2006) Primary dysmenorrheal" Assessment & management update. Colégio Americano de Enfermeiras-parteiras. 49, 50. 520-528.

Dawood M. Khan dawood. F (2007) Eficácia clínica e inibição diferencial da prostaglandina F2 do fluido menstrual em tratamento aleatório, duplamente cego e cruzado com placebo, acetaminofeno e ibuprofeno em dismenorreia primária. Gynecology, 1960.31-35.

Dawood MY, et al (2007) Dysmenorrhea. J report med. 30: 154-167.

Durnell S, K & likes F (2006) Women gynecologic health. 4ª ed.pp:473

Fraser D, Fletcher G (2002) Myles textbook for midwives. 14th ed. Churchill living stone, 644-45.

Ganan J (2005) Dysmenorrhea. Médico de família americano. Volum1, p: 274.

Gayton, Arthur. (1386) Medical Physiology. Tradução de Niavarani, Ahmad Reza. Teerão, Publicação Samatat.

Golomb, et al (2002) Dismenorreia primária e atividade física. Med sci, sports exerc. 30(6): 906-909.

Guyton AC, Hall JE (2010). Livro de texto de fisiologia médica. 9th ed. Filadélfia, WB Saunders Co.

Haj Hashemi, Vali Allah (2007) The Most Important Clinical Pharmacological Interactions, Isfahan, Manni Publications.

Harlow SD, Park M. (2006) A Longitudinal study of risk factors for the occurrence, duration and severity of menstrual cramp in a cohort of college women. British Journal of obstetrics & Gynecology. (103), 1134-1142.

Jag tap Reshma (2004) Dysmenorrhea. Ayurvedwebline, 20 de maio de 2004.

Jahanian, Monireh (2008) Investigating the Effect of Chamomile on

Primary Dysmenorrhea (Investigando o efeito da camomila na dismenorreia primária), Journal of Mashhad Medical Sciences University.
Janabi, Ensya, (2007) Effect of Chamomile Tea In relieving initial dysmenorrhea (Efeito do chá de camomila no alívio da dismenorreia inicial), Dena Quarterly.
Kamjoo, Azita. (1386). Prevalência e gravidade da dismenorreia primária e alguns factores relacionados em estudantes residentes nos dormitórios de Bandar Abbas, Hormozgan Medical Journal.
Kaplan B, et al (2010) Trans cutaneous electrical nerve stimulation (TENS) as a relief for dysmenorrheal. Clim exper obstet gynecol. 21(2):87-90.
Katzung BG, Masters SB. (2003) Katzung & Trevor's pharmacology, examination and board review. Sexta edição. The MC Grow-Hill companies, Inc.
Khodam, Amin, (2007) Medicamentos genéricos iranianos.
Leppert Pc, Howard FM. (2006) Primary care for women. Philadelphia. Raven Co.
Linton AD, Maebius NK (2003) Introduction to medical-surgical nursing (Introdução à enfermagem médico-cirúrgica). 3th ed. Saunders Co, 168-72.
Leite Loader, Perry Boback. (2004) Maternity nursing. 5ª Ed.
Loder Christopher. (2005) Novos dados de 20 estudos com mais de 17000 pacientes mostraram uma redução de 62% nos eventos confirmados de IGS superiores com vioxx versus AINEs não selectivos. Merck & Co. 25 de outubro de 2002.
Marcella A (2006) Gravidez perigosa.p:128-130
Moghaddam Nia, Ali Akbar. (2008) Basic Pharmacology. Publicações da Universidade de Ciências Médicas de Babil.
Nowruz, Azita. (2007) Menstrual Pattern and Disorders of Hirsutism and Primary Dysmenorrhea in Students of Golestan Medical Sciences University, Hormozgan Medical Journal.
Ostrzenski A. (2002) Gynecology, integrating conventional complementary and natural alternative therapy. Filadélfia, Williams and Wilkins, Wolkers Kluwer Co.
Pedron N, et al. (2007) Tratamento preventivo da dismenorreia primária com Iboprofeno.Gynecol-Obstet-Mex.66 (5) 248-52.
Potter e Perry (2006) Fundamental of nursing, concept, process and practice. St. Louise, Mosby Company.
Potter Pa, Perry An. (2007) Fundamental of nursing, St Louis, Mosby Inc.
Rezaei Zadeh, Hossein. (2005) Traditional Medicine Strategy. Organização Mundial de Saúde, Universidade de Ciências Médicas e Serviços de Saúde de Teerão.
Ryan KJ, et al. (2002) Kistner's Gynecology and women's health. Sétima edição. Philadelphia. Mosby Co.
Ryan, Kent J. (2008) Principles of Women's Diseases. Tradução de Gazi Jahani, Publicações Golban.
Salehi Sourmaqi, Mohammad Hussein. (2008) Medicinal herbs and herbal

remedies. Teerão, Food World Publishing.

Sargolzaie, Mohammad Reza (2008) Dysmenorrhea and Women's Exercise, Danesh Armaghan Magazine, Medical Sciences University of Yasuj.

Seddiqi, Jila. (1384) Herbal Medicine, Knowledge, Insight and Performance in the Population of Tehran, Andishevar Publication.

Sepehri, Gholamreza. (2008) General Pharmacology. Publicações da Universidade de Ciências Médicas de Kerman.

Shah Hosseini, Zohre. (2008) Anti-Dysmenorrhea Effects of Vitagnus Drop, Scientific - research Journal of Mazandaran Medical Sciences University.

Shang A e et al. (2005) Serão os efeitos clínicos da homeopatia efeitos placebo? Estudo comparativo de ensaios controlados com placebo sobre homeopatia e alopatia. Lancet, 366: 726-732.

Simon G, et al (2003) Effective of aerobic training on primary dysmenorrheal. J behaves med. 21(3):221-250.

Simon Harvey. (2006) Menstrual disorder. Qual a gravidade dos distúrbios menstruais. Meds cape health.21 Oct 2006.

Smeltzer Sc, Bare BG. (2002) Medical surgical nursing. 9ª edição. Philadelphia. Williams and Wilkins, Lippincott Co.

Sobhani, Abdolrasoul. (2008) Clinical Pharmacology. Teerão, Publicação Andishevar.

Solberg et al (2006) Reatividade ao stress e recuperação de uma sessão de exercício padronizada. Um estudo com 31 corredores que praticam técnicas de relaxamento. Br j sports Med.34:268-272.

Spearof, Leon, (2008) Women's Endocrinology and Infertility (Vol. I), Tradutor Bahram Ghazi Jahani, Teerão, Golban.

Spirof, Leon, (2008) Women's Hormonology and Infertility, tradutor Bahram Ghazi Jahani, Teerão, Golban.

Stolberg M. (2006) Inventing the randomized double-blind trial the Nuremberg salt test. 1835: journal Roy soc med. 99, 643-944.

Svanberg L, Ulmsten U. (2008) The incidence of primary dysmenorrheal in teenagers. Arch Gynecol. (230) 173-177.

Turk Zahrani, Shahnaz (2005) Evaluating effect of fennel extract on primary dysmenorrhea, Journal of Fertility and Infertility, Teerão.

Valck, Jean. (1385) Plantas medicinais. Tradução de Time S, Teerão, Phoenix Publishing.

Vellag J, Studlla G. (2005) The medical plants Persian translations by zaman s. sixth ed. Tehran, naghsh Iran publication, p: 9-10. Teerão, publicação naghsh Irão, p: 9-10.

Wilson ML, et al. (2008) Surgical introduction of pelvic nerve pathways for primary and secondary dysmenorrheal (Introdução cirúrgica das vias do nervo pélvico para dismenorreia primária e secundária). Biblioteca Cochrane, 22 de novembro de 2001.

Wilson, Robert. (2008) Obstetrics and Gynecology illnesses. Tradução de

Noori, editora Shahre Ab.

Zamani, Mehrangiz. (2007) Efeito do óleo de peixe na dismenorreia primária. Jornal de Investigação Científica da Universidade de Ciências Médicas de Gorgan.

Abed Saeedi, Jaleh e Amir Ali Akbari, Sedigheh. (2007) Research method in medical sciences. Teerão, Salem Publication.

Amin, Gholamreza. (2007) Iran Traditional Medicine plants, Teerão, Research Deputy Publishing da Universidade de Ciências Médicas de Teerão.

Anónimo. (2005) Health news, 17(6), 3.

Astely A. (2006) A History of pain, Cancer nursing, 4(17), 33-35.

Bigatello LM, Haspel KL, Hess D, Warren RL. (2002) Critical care handbook of the Massachusetts general hospital, 3th Ed, Lippincott Williams and Wilkins, 112-123.

Black JM, Hawks JH, Keen AM. (2006) Medical surgical nursing clinical management for positive outcomes, 6th Ed, W.B Saunders Co, 461-503.

Black JM, Hokan son HJ, Keen AM. (2004) Medical surgical nursing, 6th Ed, W.B Saunders Co, 450-61.

Boback J. (2004) Essential of maternity Nursing 3th Ed, Mosby CO, 145-148.

Boback J. (2002) Essential of maternity Nursing, Mosby Company, 335-337.

Bonica J. (2006) The management of pain. Filadélfia, Londres, 85-111.

Boyle M. (2002) postnatal pain. Pain in childbearing, 1ª ed., editora Harcourt, 131-35. Editora Harcourt, 131-35.

Brunner SJ, Suddarth Sd. (2006) Text book of medical surgical nursing, 4th Ed, Lippincott Co, 255-258.

Burke, Jonathan. (2007) Breck and Novak Women's Diseases (Vol. I) Tradutor Bahram Ghazi Jahani, Azadeh Zenouzi, Meysam Bahrami. Teerão - Publicações Golban.

Carpenter LJ (2005) Nursing diagnosis, 8th Ed, Lippincott, 189-693.

Carpenter R. (2005) Optimizing post-operative pain management.11 (2), 135136.

Carr E, Mann E. (2002) Pain creative approaches to effective management, 1st Ed, Macmillan pres, 38-41.

Craing ch. (2004) Modern pharmacology, 4th Ed, Boston, Brown CO, 240-243.

Dannenbring D, Stevens MJ, House AE. (2002) Psychological factors influencing personal control in pain relief, international journal of nursing studies, 37, 493-503.

Davis BD. (2004) Caring for people in pain, 1st Ed, 162-180.

.Dewitt SC. (2008) Fundamental concepts and skills for nursing, Saunders Co, 607-621.

Eloise CJ, Carrel M, Mann E. (2002) Pain creative approaches to effective management, 1st Ed, Macmillan Publishers, 38-41.

Enchain M, Neilson J, Crowder C, Dooley L. (2006) A guide to effective care in pregnancy and childbirth, 3th ed. 341-44.

Enkin M. (1998) A guide to effective care in pregnancy and childbirth, 2nd ed., Oxford publisher, 231-33. Oxford publisher, 231-33.

Fraser D, Fletcher G. (2004) Myles Text book for midwives, 14th ed., Churchill Living stone, 644-45. Churchill Living stone, 644-45.

Fraser DM, Cooper MA. (2008) Myles Textbook for Midwives, 14th Ed, 63953.

Geyton, Arthur. (9138) Fisiologia Médica, Tradução: Niavarani, Ahmad Reza. Teerão, Publicação Samat.

Ghasemi Dehkordi, Nasrollah. (2008) Iran Herbal Pharmacopathy. Teerão, Publicações do Ministério da Saúde e Educação Médica, Administração de Alimentos e Medicamentos.

Graven RF, Hinkle CJ. (2005) Fundamental of nursing human health and function, 2th Ed, Lippincott, 1301-11, 1063-1110.

Graven RF, Hirncle CJ. (2002) Fundamentals of nursing human health and function, 4th Ed, Lippincott Co, 1167-1194.

Haj Hashemi, Valid Allah. (2009) As interações medicamentosas clínicas mais importantes. Isfahan, Manni Publishing.

Hark reader H, Hogan A.M. (2004) Fundamental of nursing care and clinical Juudgment.2nd Ed, Sanders CO, 325-328.

Hark reader H. (2005) Fundamentals of nursing and clinical judgment. W.B. Saunders Co, 1171-1184.

Hastings, Marie e Yank Brookope, Dorothy (2007). Noções básicas de investigação em enfermagem. Tradução: Jafar Aghaei, Fatemeh e Dehghanzadeh, Shadi. Teerão, Publicações Bashari.

Heidari, Mahmoud Reza, Asadipour, Ali Ghighour, Mehdi. (2010) Investigação do efeito de analgesia e cicatrização de feridas do extrato metanólico da flor de camomila. Jornal da Universidade de Ciências Médicas de Qazvin e Serviços de Saúde. 20º - inverno 80.

Hinchliff S. (2003) Physiology for nursing practice, 3th ed, Mosby Co, 85-111.

36. Ignatavicius DD, Workman ML, Mishler MA. (2002) Medical surgical nursing across the health care continuum, 4th Ed, Saunders Co, 61-94, 291.

Jahanian, Monire. Rakhshhandeh, Hassan Timurid, Maryam. (1387) Avaliação do efeito da camomila na dismenorreia primária - Jornal da Universidade de Ciências Médicas de Mashhad. Vol. 64, verão de 2008, p. 40-33.

Janabi, Ensya.Godsi, Zahra. Ebrahimzadeh, Samira. (2007) The effect of chamomile tea on the relief of primary dysmenorrhea, Dena Quarterly, Volume 3, Special Note 1, Supplement to the Summer 2008, pp. 115-108.

Johnson JY, Davis EB. (2006) Maternal & child health nursing, 4th ed., Lippincott CO, 254-2. Lippincott CO, 254-261.

Kamjoo, Azita. (2010) Prevalência e gravidade da dismenorreia primária e alguns factores relacionados em estudantes que vivem nos dormitórios de

Bandar Abbas, Hormozgan Journal of Medical Sciences, Vol. 5, No. 3, p. 6.

Kaplan, Saduk. (1386) Resumo de psiquiatria. Traduzido por: Pour Afkari, Nusrat Allah, Teerão, Editora Shahre Ab.

Katzong, Berter M.J. (2010) Farmacologia Básica e Clínica. Tradução: Fathollahi, Ali. Teerão, Publicações Arjmand.

Katzung, B. (2007) Basic and Clinical Pharmacology, Traduzido por: Malek Musar Aqsi, Eshtiagh Publishing, Teerão, 2007-12.

KHadam, Ramin. (2007) Iran Generic Drugs, Dibaj Publishing.

Klein MC, Gauthier RJ, Robbins JM, Franco ED, Jorgensen SH e et al, (2002) AMJ Obstetric Gynecology, 591-98.

Linton AD, Maebius NK. (2002) Introduction to medical- surgical Nursing, 3th ed., Saunders CO, 168-72. Saunders CO, 168-72.

Lowdermilk DL, Perry SE, Bobak IM. (2004) Maternity nursing, 5th Ed, Mosby, 735-55.

Manley K, Bellman L. (2003) Prática avançada de enfermagem cirúrgica, Church Hill Livingston, 440-466.

Maybugs L, Linton AD. (2006) Introduction to medical surgical nursing, 3th Ed, Saunders, 168-187.

McEwen M, Wills EM. (2006) Theoretical basic for nursing, Lippincott Williams and Wilkins, 291-3.

. Meltzer S, Bare B. (2008) Brunner & Sauddarth's Textbook of Medical Surgical Nursing, 10th Ed, Lippincott Co, 216-245.

Meltzer SC, Bare BG. (2002) Text book of medical surgical nursing, 10th Ed, Newyork, Williams & Wilkins Lippincott, 217-245.

Moghadam Nia, Ali Akbar. (2007) Basic and Clinical Pharmacology for Dental Students, Babol, Babol University of Medical Sciences.

Monahan PH, Neighbors SM. (2004) Medical surgical nursing health and illness perspectives, 7th Ed, Mosby Co, 212-235.

Murray SS, McKinney ES, QorrieTM. (2007) Fundamental of maternal newborn nursing, 3th Ed, W.B Saunders Co, 408-410.

Murry SS, McKinney ES, Gorier TM. (2006) Foundation of Maternal - newborn Nursing, 3th ed., W.B. Saunders CO, 363-90. W.B. Saunders CO, 363-90.

Nasseri, Mohsen. (2007) Training Basics Preparations for Iranian Traditional Medicine, Teerão, Universidade de Ciências Médicas de Teerão.

Nichol M, Bevin C, Bedford TS. (2004) Essential nursing skills, 1st ed, 26-28.

Nicole M, Bevin C, Bedford - turner SH, Cronin P, Rawlings Anderson K. (2007) Essential nursing skills, 1st Ed, 26-28.

Niedringhaus D.M, Romont R.P. (2003) Fundamental nursing care, Washington, Lippincott Co, 941-945.

. Novak JC, Broom BL. (2005) Ingalls and Salerono's maternal child health nursing, 3th Ed, 541-45.

Novak JC, BROOM BL. (2005) Maternal and child Health Nursing 9th ed., Mosby CO, 289-309. Mosby CO, 289-304.

Nowruz, Azita. Tahmasebi, Rahim. Kamali, Farahnaz. (1387) Menstrual Pattern and Hirsutism and Dysmenorrhea Disorders in Students of Persian Gulf and Bushehr University of Medical Sciences, Hormozgan Medical Journal, 2010, 7 (4), pp. 2-2.

Pander R. (2003) Nursing the surgical patient, 1st Ed, Baillier tindall, 25-51.

Phipps W, et al, (2007) Medical surgical nursing, 2th Ed, London, Mosby Co, 232-238.

Polit, Dennis ef, e Tatano Beck, Shiril (2006) Principles of Research in Nursing. Tradutor: Dehghan Niri, Nahid e Asad Ali Nouqabi, Ahmad. Teerão, Publicações Andisheh Rafi.

Raiment j. (2005) Towards understanding pain and planning for relief, 15(2), 411-413.

Reading ME. (2002) How woman view post episiotomy pain, British medical journal, 284 (3), 26-27.

Rezayzadeh, Hossein. (1384) Traditional Medicine Strategy, Organização Mundial de Saúde, Teerão, Publicações da Universidade de Ciências Médicas e Serviços de Saúde.

Romyn D. (2006) Pain Management Know the facts, 88(6), 26-28.

Rooz Bahani, Nasrin J. Jabari, Zahra. (2007) Comparação do efeito do Shirazi e do ácido mefenâmico nas dores da menopausa. Jornal da Universidade de Ciências Médicas de Arak. 4, No. 3, 622-631.

Rosdahi CB, Kowalski MT. (2007) Text book of basic nursing, 8th Ed, Lippincott Co, 734-39.

Ryan, Kent J. (2008) Principles of Women's Diseases, traduzido: Gazi Jahani, Bahram et al., Ed. 7, Publicações Gulban.

Salehi Sormaghi, Mohammad Hussein. (2008) Medicinal herbs and herbal remedies (C 1), Teerão, Nutrition World publications.

Sargolzai, Mohammad Reza. Kaikaea, Nahid. (1387) Dismenorreia e desporto feminino. Armaghan Danesh Journal, Universidade de Ciências Médicas de Yasuj, 2012, 3, 11 e 12, pp. 54-52.

. Scott JR, Disain PJ, Hammond CB, Spell acy WN. (2006) Dan forth's obstetrics & gynecology, 8th Ed, Lippincott Williams and Wilkins, 99-109.

Sepehri, Gholamreza. Sobhani, Abdul Rasul. (2007) Public and Bleeding Pharmacology, Publicação da Universidade de Ciências Médicas de Kerman, 146-142.

Shah Hosseini, Zohreh. Amin gholamreza Salehi Sormaghi, Mohammad Hussein. (2008) Clinical evaluation of anti-dysmenorrhea effects of Vitagnus drops, Scientific research Journal of Mazandaran Medical Sciences University, Vol. 15, No. 50, p. 15, fevereiro e março de 2005.

Sobhani, Abdolrasoul. Sepehri, Gholamreza. (1387) Public and Clinical Pharmacology, Teerão, Andishe Avar Publication.

Soghra, Aqdas, Shah Rezaei, Gholamreza Damawandi, Ali. (2007)

Comparação do efeito do ácido mefenâmico e da vitamina E na gravidade da dismenorreia primária. Revista de investigação científica da Universidade de Ciências Médicas de Tortushi, n.º 4, n.º 1, 735-738.

Spearof, Leon. (2007) Hormonologia da mulher e infertilidade. J. 1. Bakhram Qazi- Jahani e colegas, Teerão, Golban.

Stan nard CF, Booth S. (2002) Pain, 1st Ed, Pocketbook of pain, 124-29,325.

Stayton MC, Edwards S, Jones B. (2002) The nature of maternal pai. J of perinea education, 8(2), 1-10.

Symonds EM, Symonds LM. (2004) Essential obstetrics and Gynecology, 4th ed., Churchill living stone, 215. Churchill living stone, 215.

. Tamp son TM, McFarland JK, Hirsch JE, Tucker SM. (2007) Mosby's clinical nursing, 5th Ed, 1343-44, 1519-20.

Taylor C, Littis C, Lemon P. (2006) Fundamental of nursing (the art and Science of nursing care), 1039-77.

Tork Zohrani, Shahnaz, Akhavan Majdi, Marjan, Mojab, Faraz, Alawi Majd, Hamid. (2008) Avaliação do efeito do extrato de funcho na dismenorreia primária. O trimestre da fertilidade e infertilidade. -S51-45.

Valak, Jan. Astoloda, Jiri. (2009) Medicinal plants, traduzido por: Zaman S, Teerão, Phoenix Publishing.

Wall P. (2002) Text book pain, Londres, churdhill living stone, 125- 134.

Wall PD, Melzack R. (2006) Textbook of pain, nd Ed, Churchill Livingstone, 220-42.

Wash L. (2003) Midwifery community- based care during the childbearing year, Sanders CO, 245-63.

Wilson, Robert. (2009) Obstetrics and Gynecology Diseases, traduzido por: Nouri, Ali. Publicação Shahab.

Zamani, Mehrangiz. Arab, Malihe. Nasrallahi, Shahla (2009) O efeito do óleo de peixe na dismenorreia primária. Jornal da Universidade de Ciências Médicas de Gorgan. Volume 7ª edição. primavera e verão de 2005 P. 42-39.

Abed Saeedi, Jila. (2005) Research Methods in Medical Sciences and Health Sciences, First Edition, Tehran, Salemi Publication.

Ahmadzadeh Asl, M. (2007) Principles and Principles of Research Methods in Medical Sciences, Fourth Edition, Tehran, Noor Danesh Publications.

Burns N, Grove S, (2004) Understanding nursing research, 2th ed, Philadelphia sunders company.

Hejazi, sweet. (2007) Introduction to the Principles and Method of Research in Medical Sciences, Teerão, Islamic Azad University Press, Tehran Medical Branch.

Munhall A, Hardy M, (2009) nursing research. Teoria e prática, Londres, Chapman & HD.

Naderi, Ezatollah. (2005) Research Methods and How to Assess it in Humanities, First Edition, Teerão, Badr Publications.

Polit, Pristina. (2005) Principles of Nursing Research, Methods, Evaluation and Application. Tradução de Dehghan Nayeri, Teerão, Rafi Publications.

Polit,Denis F,Cheryl (2006) Nursing research.Philadelphia, Lippincott.

Wood L, Haber J, (2007) Nursing researched critical appraisal & utilization.

Adams Stewart.)2002 ("The history of ibuprofen and dysmenorreha". Registo Federal.

Campbell M.A, et al, (2002) "Non-pharmacologic strategies used by adolescents for the management of menstrual discomfort".15(4), 313-320.

Dawn Cs. (2004) "Text book of obstetrics & neonatology" .14th Ed .p: 414-415.

Golomb, et al (2002). "Dismenorreia primária e atividade física". Med sci, sports exerc. 30(6): 906-909.

Guyton AC, Hall JE. (2010) "Text book of medical physiology". 9th ed. Filadélfia, WB Saunders Co.

Jahanian, Monireh. (2008) Investigating the Effect of Chamomile on Primary Dysmenorrhea, Journal of Mashhad University of Medical Sciences.

Janabi, Ensya. (2007) Effect of Chamomile Tea on in relief of Dysmenorrhea Pain, Dena Quarterly.

Kamjoo, Azita. (1386) Prevalência e gravidade da dismenorreia primária e factores relacionados em estudantes residentes nos dormitórios de Bandar Abbas, Hormozgan Medical Sience Journal.

Kaplan B, et al,. (2010) "Trans cutaneous electrical nerve stimulation (TENS) as a relief for dysmenorrheal". Clim exper obstet gynecol. 21(2):87-90.

Loder Christopher. (2005) "Novos dados de 20 estudos com mais de 17.000 pacientes mostraram uma redução de 62% nos eventos confirmados de IG superior com vioxx versus AINEs não selectivos". Merck & Co. 25 de outubro de 2002.

Nowruz, Azita. Tahmasebi, Rahim. Kamali, Farahnaz. (1387) Menstrual Pattern and Disorders of Hirsutism and Dysmenorrhea among Students of the Medical Sciences University of Persian Gulf and Bushehr, Hormozgan Medical Journal, 2010, 7 (4), pp. 2-2.

Pedron N, et al,. (2007) "Tratamento preventivo da dismenorreia primária com Iboprofeno".Gynecol-Obstet-Mex.66 (5) 248-52.

Sargolzai, Mohammad Reza. (2008) Dysmenorrhea and Women's Sport, Armaghan Danesh Journal, Medical Sciences University of Yasouj.

Soghra, Aqdas.Shah Rezaei, Gholamreza Damawandi, Ali. (2007) Comparação do efeito do ácido mefenâmico e da vitamina E na gravidade da dismenorreia primária. Jornal da Universidade de Ciências Médicas do Exército da República Islâmica do Irão, n.º 4, n.º 1, 735-738.

Solberg et al, (2006) "Stress reactivity to and recovery from a standardized exercise bout. Um estudo de 31 corredores que praticam técnicas de relaxamento". Br j sports Med.34:268-272.

Svanberg L, Ulmsten U. (2008) "The incidence of primary dysmenorrheal in teenagers". Arch Gynecol. (230) 173-177.
Turk Zahrani, Shahnaz. (2005) Effect of fennel extract on primary dysmenorrhea, Journal of Fertility and Infertility, Tehran.
Wilson ML, et al,. (2008) "Surgical introduction of pelvic nerve pathways for primary and secondary dysmenorrheal" (Introdução cirúrgica das vias do nervo pélvico para dismenorreia primária e secundária). Biblioteca Cochrane, 22 de novembro de 2006.
Zamani, Mehrangiz. (2007) Efeito do óleo de peixe na dismenorreia primária. Jornal da Universidade de Ciências Médicas de Gorgan.

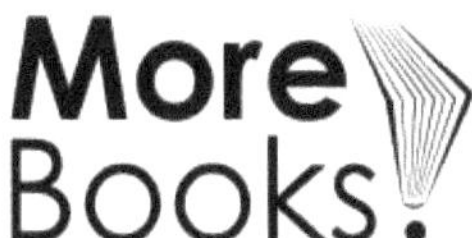

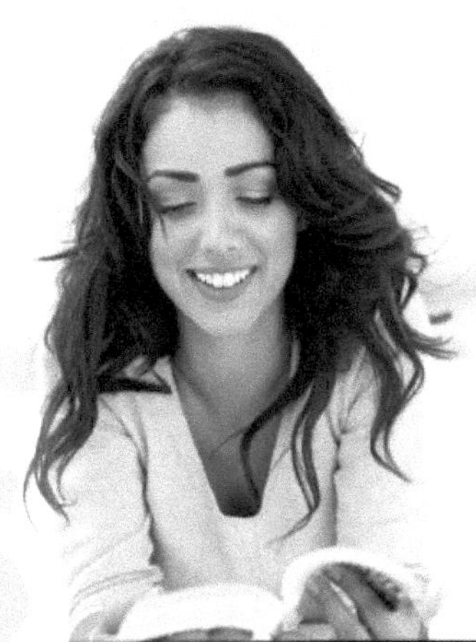

I want morebooks!

Buy your books fast and straightforward online - at one of world's fastest growing online book stores! Environmentally sound due to Print-on-Demand technologies.

Buy your books online at
www.morebooks.shop

Compre os seus livros mais rápido e diretamente na internet, em uma das livrarias on-line com o maior crescimento no mundo! Produção que protege o meio ambiente através das tecnologias de impressão sob demanda.

Compre os seus livros on-line em
www.morebooks.shop

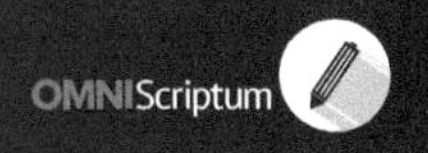

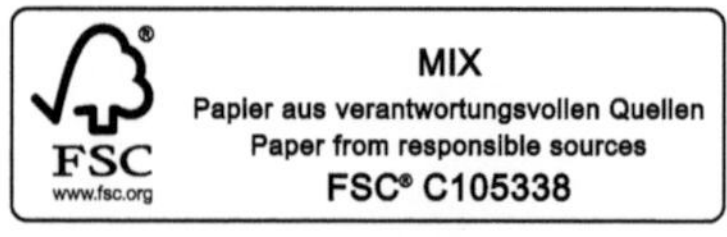

Printed by Books on Demand GmbH, Norderstedt / Germany